僕は、死なない。

全身末期がんから生還してわかった
人生に奇跡を起こすサレンダーの法則

二十天後消失的癌細胞

全身癌末到生還，臣服法則與323日奇蹟故事

刀根健——著
簡毓棻——譯

這本書完整記錄我自二〇一六年九月一日到
二〇一七年七月二十日，這三百二十三天裡，
在我身上發生的不可思議奇蹟。

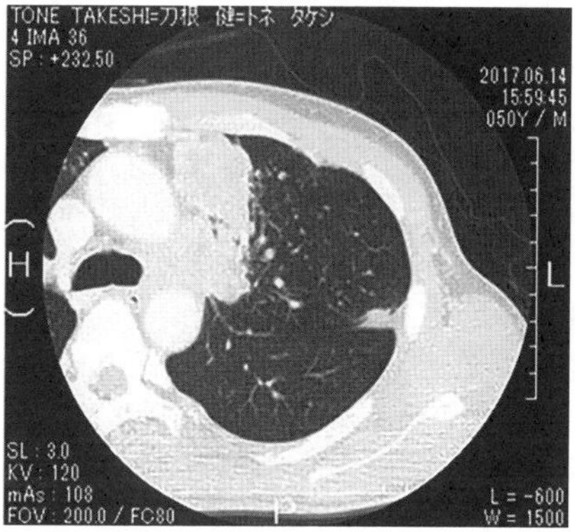

圖一　肺的原位癌影像。

左邊為原發癌，大小為 3～4 公分，右肺有數個 1 公分以下癌細胞。為多發性轉移的狀態。

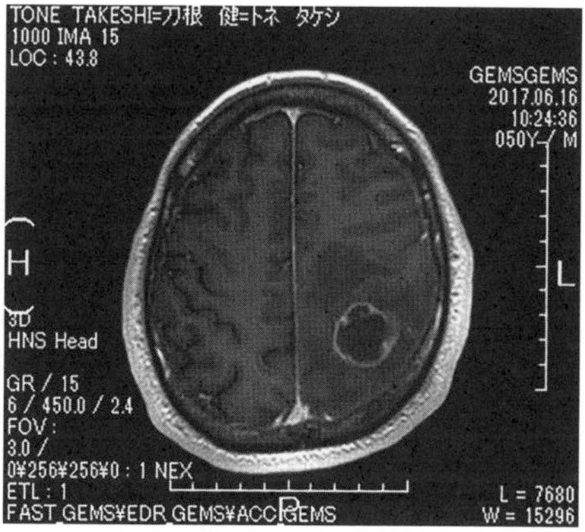

圖二　腦腫瘤影像

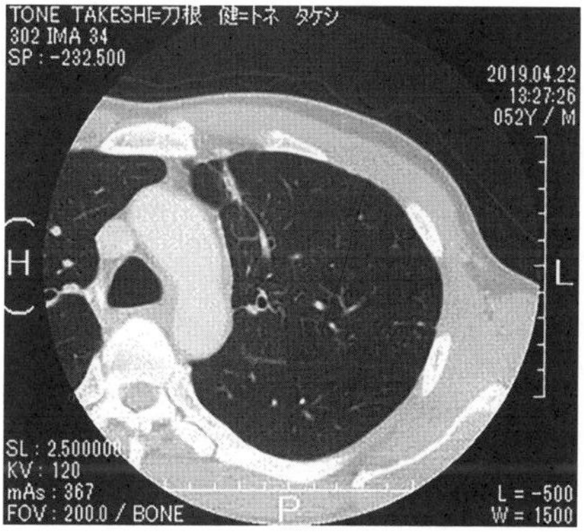

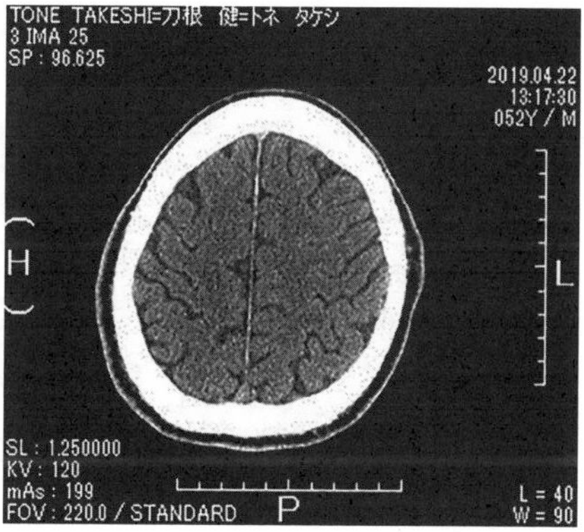

圖三、四　2019 年 4 月的肺與腦影像。

腦腫瘤消失，身體內的癌細胞在 20 天內消滅。

目錄

第一部 死亡宣告、戰鬥與敗北，然後生還

第二部 癌症教我的事
——人生中引發奇蹟的臣服法則

第一部

死亡宣告、戰鬥與敗北，然後生還

1 命運之日

「病名為肺癌。」

二〇一六年九月一日，我的人生徹底改變了。

我從東京都內某大學附設醫院的狹窄陰暗走廊走進診間，白袍醫師正等著我。

「午安，我是你的主治醫師，掛川。」

眼前是一位眉間有深深皺紋、一臉苦惱的五十歲後半男性。

「你好。我是刀根。之後要請多照顧了。」

「關於檢查的結果……」掛川醫師謹慎地選擇用字，口氣平穩地向我說明肺部的狀況。

「這是你的左邊胸部。在鎖骨下面的地方有個一・六公分的陰影。」

在電腦斷層影像上，有個與其他部分明顯不同的白色色塊。

「還有，肺裡空氣流通的通道，也就是這個全黑的部分。」掛川醫師邊說邊指向胸部電腦斷層影像上的全黑通道。

「順著這個通道把肺分成左右兩邊，就在這個分岔處，出現一個不正常的紅色部分。所以，我們用內視鏡對原先左肺的陰影與這個紅腫的部分都各別做了檢查。」

「就是那個從嘴巴放到體內的相機嗎？」

「沒錯。內視鏡檢查的結果……這兩個地方都需要治療。」

「治療？這麼說來是？」

「就是肺癌。」

「……」

「而且，用顯微鏡來看的結果是肺腺癌。」

「剛剛你說的那兩個部位都是嗎？」

「是的。」

「可是我身體狀況都很好呀！怎麼會……」

「肺癌是一種等到患者出現自覺症狀時，有很高機率狀況已相當嚴重。」

「可是，我平常每天都有在做運動啊！」

「幾乎所有的患者都不會察覺到。」

「這樣啊……」

「刀根先生，你的原發位置是這裡。」醫生伸手指著左胸的白色色塊。

「如果這一邊要長大，必定要把血管延伸出去。」

他的手指在電腦斷層影像面上移動。看起來，左胸是原發位置，氣道的分岔處就是轉移部位。

「血管旁一定有淋巴液流通，癌細胞可能會從這兩個地方，或是從任何一個地方往全身擴展。現階段不單只是腫大，而是已經跟著一個內側淋巴系統的流動往外擴散了。」醫師的手指著左肺裡的白色色塊。它明顯比右邊大得多。

「意思是已經轉移到淋巴系統了嗎？」

掛川醫師皺著眉，點頭接著說道：「我們又進一步做了正子斷層造影，發現……」

「進、進一步？」

「這裡有個綠色的部分。」醫師的指尖指著影像裡的肋骨下半部，剛好就是胃部正上方的骨頭。那裡閃著綠光。

「這裡有點……刀根先生會不會覺得背痛呢？」掛川醫師顯得有點語塞地說道。

「不會。」我有不好的預感。

「這個是正子斷層造影的結果。」

他把電腦螢幕的畫面切換成另一個，不好的預感更強了。

「有可能你的癌症是更嚴重的。」掛川醫師雙眼望向我。

「嚴重？」

他清了喉嚨後便開始說明。

「剛剛我們說過淋巴系統，左邊肺門那個部位。」

「有，就是那個分岔部位。」我像是要跟他確認般地答道。

「沒錯，就是這裡跟左胸有癌細胞。再來，淋巴系統也有。然後……」

「再來？」

「胸骨」

「胸？胸骨？」

「就是這裡，這裡也……」醫師再次用手指著螢幕。

「轉移嗎？」我毫不思索地反問道。

「是，有可能是癌細胞轉移。以及本來這個地方，就是肺部中間……如果有空氣，基本上看起來是黑色的。」掛川醫師欲言又止地說著。

「對。」我的肺確實幾乎都是黑色的。

「肺像個氣球，這裡黑色的部分是主要部分，白色長條狀的則是血管。你右胸這邊……」掛川醫師這次用手指了指右胸的電腦斷層影像。

「這裡雖然看起來像是血管，但這裡的有可能不是血管。」我完全看不出差別，但掛川醫師接著說道：「我們必須用非常專業的方式看待每個細節，右側的肺部可能也有。」

「你的意思是說，癌細胞也轉移到右胸了嗎？」

「對，確實如此。就目前階段來看，先撇除骨頭的部分，只看紅色部分，這裡跟這裡，以及這裡。」掛川醫師用手指再指了指。

「如果不考慮骨頭狀況，目前癌症是處於三A階段。」

「就是第三期？」

「對。」

「那麼，如果把骨頭的狀況也放進來考量，就是四期。」

「第四期……那就是第四個階段，對嗎？」

「沒錯。雖然是說目前看起來是三A，但我認為還是以四期來看會比較好。」

我說不出話來。

「所以，現在要做的不是手術或是放療等局部治療方式，我認為必須要做化療。」

「我了解了。」

「以目前階段，日本保險給付範圍內的藥物，有化療藥物與標靶藥物兩種。其中，包含有初期治療階段所使用的藥物、面臨需要變更藥物時，每次開始所使用的藥物、或是臨床試驗用藥等各種藥物。在這個階段建議同時進行基因檢查。」

「基因嗎？」

「首先，要找出符合你基因變異的藥物。基因是人體本來就有的，是從父母身上所得到、獨一無二的。由於這屬於個人隱私，若任意檢查，可能被拿來亂用，但現在非得要檢查不可，用基因檢查可以得知你的病因，便於了解更專業的部分。」

「原來如此。」

「因此，我得要先徵求刀根先生您的同意，請讓我們進一步做基因檢查。」

「我明白了。」簽完文件後，我接著問道：「我的癌細胞發展算是快速嗎？」

「目前無從得知。只不過，從偶然發現卻又已經轉移到淋巴系統這一點來看，可以確定你得的是進行癌。」

「五年存活率有多少？」

「如果從四期來看，是三成。」

「三成……」

「就算是三成，也會因為藥物而有不同結果，還是要看可以使用的藥物來決定。」

「請問不做手術沒問題嗎？比方說把癌細胞切掉。」
「不做手術。」掛川醫師斷然拒絕。
「做手術也沒有用嗎？」
「不是沒有用，是不要做比較好。」
「是為了不要增加身體的負擔嗎？」
「沒錯。一般只會針對尚能取出且能清除乾淨的癌症腫瘤為手術對象。當癌細胞進入淋巴系統後，就可以判斷為癌細胞已經進入肉眼無法辨識、只有顯微鏡才看得到的全身，如血液，或是淋巴系統中。因此，依據病期的不同，有時候會在術後再追加化療等來加以治療。」
我想起父親跟我說過，最好要做手術取出癌細胞。他緊追不捨地數度跟我確認手術的可能性。或許對他來說，做手術是最能安心的。
掛川醫師又接著說道：「我們一拿到報告就認為，不做手術對病人是比較好的。」
「一開始就做化療比較好，對嗎？」
「是的。」
「如果選擇不做任何治療，結果會怎麼樣呢？」
「以現有的狀況可以猜想得到，病人會出現骨頭疼痛的症狀。同時，因為癌細胞跑到淋巴系統，而且剛好是空氣流通的兩側，所以病人會開始出現咳嗽症狀。」
「確實時常會咳嗽。」
「通常因生病引起的咳嗽是不會自己停的。我認為總有一天會變成不是『時常』的狀態。」

「……」

「如果狀況繼續惡化，胸部會開始有積水，病人會漸漸呼吸困難。所以，我建議還是要積極治療比較好。」

「如果不做治療，病人會在什麼狀態下死去呢？」

「什麼狀態下很難說……畢竟只有上天才知道。只不過，由於你是在一個月前發現腫瘤，以現在的狀況很難斷定，但可以推測的是，如果把最初的那個月也算進來，三個月以內應該會出現某些症狀。」

「你的意思是，十一月之前，我的身體會有狀況嗎？有可能是咳嗽咳不停，或是胸悶等等？」

「可以推測是某些特定症狀。所以，還是請接受治療比較好，而且要盡可能快一點。」

「但是……真是爛透了……」我不自覺地口中念念有詞。

「希望你多少還是要保持積極的態度。」

「我相信我會是那個存活下來的三成。」我用著只有自己聽得見的音量繼續碎念。

「若五年存活率是三成，大約兩年後會有多少人死亡呢？總之，先努力兩年看看。」

「首先，現在這個階段，我認為不應該用化療藥物可以達到什麼療效來推斷。一旦開始使用化療藥物，病人一定會出現併發症跟藥物副作用。在此前提下，只要病人出現不能再繼續使用化療藥物的併發症時，情況又會有變化。但是，只要不發展到那個地步，以目前我們所了解的，依據你所能使用的化療藥物，分別有使用約二十個月後以及使用約九個月後癌症復發的藥物。每個病人的狀況不同，以上所說的只是平均值。所以，我們要做的是，如果決定使用某個藥物九個月，之後要接著使用幾個月的其他藥物，然後依據不同組合來提高平均值。如果以二十個月後會復發的藥物當作優先選項，平均來說，有可能二十個月都會使用那個藥物。」

「可能……」

「也就是說，如果使用某個藥物近兩年都沒事，就只要使用那一劑藥物就好……但我們不能預先知道未來發展。老實說，非得要試試看，否則不會知道真正結果。」掛川醫師以自己聽得到的音量碎念著。

「化療藥物是用喝的嗎？」

「有喝的也有用注射的。」

「我平常不抽菸也不喝酒，也會做適度運動的呀……」

「想著『這世界上作惡的人那麼多，為什麼會是我』時，是找不到答案的，也無法得知確切原因。但是，你所罹患的癌症是不抽菸的人也會得的癌症。」

「請問可能知道我的身體是從什麼時候長出癌細胞的嗎？」

「無從得知。實際上也不可能知道。」

「我看網路上說，癌細胞成長的速度很慢……」

「那倒不一定，因人而異。」

「四期啊……我有點不知道該怎麼跟家人說……那我全身的狀況如何，我不是有做正子斷層造影檢查嗎？」

「以你現在的狀況可推測，最遠的癌細胞應該是在另一側的肺部與骨頭、胸骨等處。」

「那麼，其他器官，像是肝臟呢？」
「現在這個階段應該是沒有。」
「只限於現在這個階段吧？」
「是的。」
「化療應該是不需要住院的吧！」
「起碼要住院一次。最一開始的那次。」
「大約要住多久？」
「依化療藥物的不同，住院時間的長短也不同。大致上，最短為兩週。」
「兩週啊……那有可能會掉頭髮或是頭髮變白嗎？」
「頭髮的部分也是要看屆時使用哪種藥物，副作用也會有異。其中有些藥物確實會讓病人的頭髮掉光。雖然如此，頭髮並不會死掉。」
「我沒那麼在意頭髮啦。」我苦笑著說。
「其他還有令人生畏的副作用。我覺得還是要謹慎考量比較好。肺癌這個疾病很不容易醫治，所以一般對於肺癌的主要治療方向是延遲癌細胞的生長。據我所知，能痊癒的病人只占不到兩成。」
「什麼！居然也有兩成。」
「這樣說來，活過五年的那三成的人裡面，當然包含仍在與疾病奮鬥而即將迎來第六年的人，以及平安進入第六年的人。」
「只要活過五年就可以稍微安心。我曾經聽說過這樣的指標，不知道……」

「那樣的說法是指，肺癌這個疾病已經完全在身體裡消失的狀態，並不是指那些五年來與癌細胞奮戰而邁入第六年的人，突然斷然停止治療。」

掛川醫師邊嘆氣，邊切換電腦螢幕畫面，而這畫面完全打消了我原本的小小希望。畫面裡出現的是我腦部電腦斷層影像。

「這裡是腦部。癌細胞並沒有轉移到這裡。」

「最近老覺得口齒不清，原來只是我的感覺而已。」我鬆了一口氣地笑了出來。

「我們還做過DNA檢查。」

「因為之前做內視鏡檢查時已經取了細胞，所以不需要再追加做檢查。我們會以那時採樣的細胞再做檢查。目前，我們想要針對EGFR基因做進一步檢查，看看刀根先生身上是否有這個基因。如果檢查結果是陽性，希望你可以讓我們抽血作為研究之用。如果EGFR基因變異是陰性時，就要針對ALK基因做檢查。如果檢查結果是陽性，就可以使用標靶藥物來治療。關於這方面，我們會逐步進行。」

「我了解了。」

「這項檢查一般需要十天的時間。要請你在十二日禮拜一再來回診，可以嗎？不然，十五日的禮拜三也可以。」

「差這三、四天應該不會加速我的死期吧？」我試著開了一個嘲諷的玩笑。

「那在誤差範圍內。」掛川醫師依舊皺著眉頭，連笑都不笑。

「那就約十五日。」

「十五日的十一點半可以嗎？」

「好的。」

掛川醫師盯著眼前的電腦螢幕啪啪地打字。「已經預約好了。」

「請問下次回診之前，有沒有要注意的事呢？」

「沒有，照舊過日子就好。」

從進診間後，就一直感覺到同診間的實習醫師對我投以悲傷的眼神。我想，他應該是找不到可以對我說的話才那樣的。對此，我感到莫名的憤怒。原因可能是我認為自己只是個被當作是「向患者宣告肺癌四期時的範例」。

走出診間，經過晦暗的走廊，那裡的陳舊長椅上坐著許多咳得不能自己的人們。

「喀喀喀」「咳咳咳咳」毫無止息的咳嗽聲不斷鑽進耳裡。我不禁懷疑，難道大家都是這樣咳嗽的嗎？感覺眼下所見世界只剩下冰冷的單色調，與我未走進診間前，明顯相隔成兩個世界。

離開醫院，在搭上電車那一剎那，我失去了原有的沉穩。連按著手機搜尋癌症各階段存活率的指頭都顫抖著。

原來，四期的存活率並不似掛川醫師所說的是五年三成，而是不滿一成。事實上，一年的存活率才是三成。原來掛川醫師有顧慮到我的心情啊……

一年以內，死亡準確率七十%……我的眼前突然一陣黑。

2　我不能死

「結果怎麼樣？」打開門的瞬間，社長擔心的臉龐飛進我眼簾。

「你不要嚇我啦！是四期。」

「什麼？真假？」

我工作的公司專門負責提供企業及公家機關，以心理學為基礎的溝通或領導研修課程，而我的工作是擔任研修課程的講師。公司員工很少，卻是擁有近三十年歷史的公司。社長是女性，從創設公司的初代社長在十年前退休後接任至今。

「沒有搞錯吧？」社長擔心得連眉毛都呈現倒八字。

「應該沒錯。不論是電腦斷層掃描還是正子斷層造影的影像都看到不想看了。」

「可是你明明看起來很健康呀！還每天都去健身房。」

「我本人根本就沒有感覺。就連現在也活力充沛呢！」

「沒錯。像頭牛一樣。」

「不過，居然是肺癌四期……連我都嚇了一跳。」

「嗯……」

「別擔心。我一定會戰勝癌症的。」

「我相信你一定會痊癒的。」

「謝謝社長。」

「因為工作的關係，認識到不少醫療相關領域的人，我會試著幫你問其他人的意見。」

「那可真是幫了大忙。」我邊說邊坐進座位。明明是平常坐的椅子，今天坐起來卻非常不舒服。一定要做點什麼……不然一年內我就是那七成致死率中的一員。

彷彿被莫名地催促著般，我沉不下氣地打開電腦，但到腦海一片空白。現在根本不是坐下來工作的時候，現在只能靠自己。做什麼都好，絕不允許坐以待斃。一定要有所作為。然後，我開口對社長說：「已經決定由我負責的研修課程，我會繼續處理，但明天開始可以讓我自由安排上班時間嗎？我需要多方調查癌症治療的方法。」

「只要研修課程不開天窗，基本上不太有需要你做的事。」

「真是太感謝了。」我不斷低頭道謝。

就在這時，我腦海中浮現一個想法。兩個月前出席心理學會時，曾經體驗過一個名為「自強法」的治療性肢體工作坊。僅十分鐘的體驗時間，讓我長期以來的心律不整完全消失。不僅如此，那天還聽講師說到，自己的父親因為腦梗塞病倒時，試了同樣方法而在數天後康復的故事。

如果連腦梗塞都能治好，說不定也能治療癌症！

我立刻拿出名片，打了電話到自強法的東京事務所。經過一番交談，約好當天下午前往該事務所。

我跟社長說下午要去自強法事務所。社長當時也曾出席心理學會，所以理解地回答我說：「說不定自強法可以幫忙。你去看看吧！」

我搭著電車轉乘來到了自強法事務所附近的車站。事務所的建築物映入眼簾時，我湧現出一股奇妙的感覺，是一股莫名的既視感。
「歡迎您來。」開門迎接我的是位有氣質的老者。
「我是東京地區自強法的負責人，我叫土岐。」老者謹慎地遞出名片給我。
我把今早至今發生的事，以重點摘要的方式說給他聽。
「我了解了，那可真是不得了啊！」土岐先生有些遺憾地看著我。
「其實，我的家族中有很多醫師，我的父親跟哥哥都是醫師，所以現代醫療的現況如何，我有自己的觀察與了解。」
「這樣啊！」
「現代醫療在對症療法這一點上有其優點，但在根本治療上，我保持懷疑的態度，實際上，舍妹就死於癌症。」
「……」
「我大致了解您的狀況。我雖然沒聽說過自強法可以治癒癌症，但我們來試試看吧！畢竟我親眼見證過許多奇蹟的治療場景。」
「謝謝您。」
「我們先把時間定下來。從九月十七日開始到十九日的這三天，請到這裡來。要先做一些準備。」
「請問有什麼需要注意的地方嗎？」
「說到這個，刀根先生是肺癌。這樣的話，請盡量擴張胸部，有意識地深呼吸。因為癌細胞最討厭氧氣。」

「原來如此。」

跟土岐先生的對話中，我感覺記憶中的某個迴路似乎接通了。

確實沒錯！我來過這裡！是在一九九六年或是一九九七年。我當時剛離職，某位朋友帶我來到這裡。

「土岐先生，我覺得自己曾經來過這裡。請問您認識小川小姐嗎？」我說出了那位朋友的名字。

「啊，小川小姐呀！我認識。」

「之前就是她帶我來這裡的。」

「是這樣啊！」

「是的。那時我也跟您說過話。我記得您當時穿著和服，蓄著鬍子……」

「難怪！我總覺得今天不是第一次與您見面。小川小姐剛好是二十年前來到我這裡，緣分真是奇妙。」土岐先生感慨地點著頭，露出微笑地說著。

「當有不可思議的緣分或是奇妙的事情發生，通常代表著一切都正往好的方向走。您的病一定會好轉的。」

「我也是這麼想的。」

「對了，我以前曾經販賣過對身體很好的礦物質……」土岐先生邊說邊把一種灰色粉末裝進塑膠袋裡交給我。

「這些平常我賣八千日圓，今天就送給您。」

「真是謝謝您。」

我離開自強法事務所，繼續前往下一個地方。

平常在結束白天的講師工作後，我晚上會前往位於東京都葛飾區的「真部MANABE拳擊道館」擔任教練的工作。雖然名義上是工作，卻只是個無給職的志工。我負責帶領三個職業選手，每天以邁向巔峰為目標地做著訓練。今天，我想要提早跟真部會長說自己罹患癌症的消息。

在抵達道館前的樓梯間，就能聽到沙包跟拳擊球的打擊聲。明明是每天都會聽到的聲響，今天聽起來卻莫名地感到無比新鮮。

「刀根先生，結果怎麼樣？」一進到道館，真部會長就擔心地問我。

「哎呀！連我自己都震驚。是癌症四期呀！」

「你認真的嗎！」真部會長睜大著眼，說不出話來。

「據說一年的存活率是三成。網路上說的。」

「……」

「但是，我一定會康復，一定會治好癌症再回來這裡的。」

「說的也是。只要有這個氣魄就不會是難事。」

沒錯。拳擊世界中充滿著把不可能變成可能的人們。雖然我不在拳擊世界裡，但我要變成把不可能變可能的那個人。

「真是抱歉，我想要請假一段時間專心治療。雖然這個月大平跟工藤有比賽，但請容我缺席。」

「請以治療為優先。大平跟工藤由我來接手就好。長嶺也多少會幫些忙的。」

真部會長承諾會照顧那些原本由我負責的選手們。我跟真部會長說話時，選手們剛好來到道館。

「今天去醫院看檢查報告，確定是肺癌。醫生說是四期。通常癌症有一到四期，四期是最糟糕的。四之後就沒有了。因此很可惜，我無法再繼續擔任你們的教練，也不能以助手的身分陪你們上到拳擊場，真是抱歉。」

「你在說什麼啊！我們沒問題的！你就好好專心在自己身上。我們不會忘記你平日的教導，也會加緊練習。為了你，我們絕對會在比賽中勝出，請繼續關注我們。」

為了不讓眼淚流下來，我抬著頭說道：「謝謝你們。」

回程路上，我想著今天所發生的事，也意識到還有一件最重要的事尚未完成——我該如何跟妻子開口呢？

先不說我們給外人的印象，其實我們夫妻關係並不好，溝通總是不順暢。由於我整天都有工作，每天都在晚上十點左右進門。回家後也是邊看電視新聞邊吃晚餐，等到洗完澡就寢時，通常差不多也十二點了。然而，這段時間，我幾乎都不會與妻子說上話。

妻子原本就不多話，她總是沉默寡言，個性木訥，是與人互動有障礙的類型。因此，夫妻間的溝通大多是我說她答的模式。

妻子經常叨唸著說：「下輩子，我一定不要結婚。」「我不想要照顧誰，只想要一個人自己過就好。」「真想一個人過日子看看。」

每當我聽到她這樣說，都試著當作耳邊風，然而這些話卻總在不經意間又溜進我內心的角落，然後落下來。

我忐忑著，不知道當我說出檢查結果，妻子會如何反應？

萬一，她只是輕輕地說聲「嗯」時，該怎麼辦？

萬一，她追問說「那我該怎麼辦」時，又該如何？

萬一，她指責我說「那錢呢？孩子們的學費呢」時，我又該如何？

我腦海中閃過好多畫面。

打開玄關，進到家裡。妻子正在廚房準備晚餐。

「我回來了。」

「你回來啦！結果如何？」妻子回頭問，看起來很擔心。

「妳不要嚇一跳喔！是四期。」

「什麼？」

妻子的眼睛漸漸滿溢出淚水。我走近妻子身旁，輕輕環抱她輕微震動著的身體。

我絕對不能死，沒理由會死。

3 死亡的恐怖

關上燈，我鑽進棉被裡。

好長的一天啊……癌症四期，真是不可置信……。

掛川醫師的臉龐浮現腦海。耳邊傳來掛川醫師輕描淡寫地重覆說著。

「診斷結果是肺癌。」

「很遺憾地是癌症第四期。」

「可能正在擴散。」

手機畫面接著閃過腦海。一年的存活率三十%、五年的存活率低於十%。

明年我還活著的可能性是三成啊……五年後說不定世界上已經沒有我了。

耳邊，掛川醫師的話語不斷縈繞著。「很遺憾地是四期，癌症第四期。」

突然間，我發現了一件嚴重的事。

我，會死！

掛川醫師那陰鬱的臉龐充斥在這個暗黑的房間中。

「肺癌已經擴散到其他器官，不能動手術割除了。」

「甚至也已經轉移到淋巴系統。」

「很遺憾地，也轉移到骨頭了。」

我完全被恐懼所籠罩。

死後到底會如何呢？死掉以後，不就再也無法思考了嗎？死後就會完全從這個世界消失了吧？

消失又是怎麼一回事啊？**我，會消失嗎？**

「化療藥物究竟有沒有效，無從得知。但是不試試看就不會知道。」

「就是這樣，我的命只能靠藥物來維繫。」

我拼命在內心反復呼喊著「我好怕死掉」跟「我會痊癒」，但掛川醫師的話排山倒海地出現在我腦中，「因為肺癌是癌症裡最難搞的。」

對於死亡的恐懼，一下子吹散了空虛的自我喊話。

「掙扎無用。你只能接受延命治療。」

「再也沒有救了。」

好想跟妻子兩人一起老去。好想看見滿頭白髮的她。

好想看到孩子們出社會工作的模樣。

好想要抱抱孫子。

好想再跟家人聚在一起。

明明還有那麼多比我還要作惡多端的傢伙存在這世上啊！

為什麼是我啊！真不公平！

頭腦中思緒大爆炸，心臟狂跳、脈搏加快。暗黑的深淵中有個不明物體抓住了我，把我拖往漆黑的洞穴裡去。

抵抗一點也沒有用，我旋轉著就將要掉入那無底洞裡去。

我不想死！好害怕啊！

我抱著頭在棉被中滾來滾去。黑暗完全抓住我不肯放開。這個夜晚似乎將要永遠持續，我在暗黑的房間中受苦著。

就在我深受恐懼層層包裹糾纏之時，光從窗簾隙縫間透進來。回過神來已經早晨，我徹夜未能成眠。

我揉著腫脹的雙眼，在充滿晨光的房間中思考著，一旦到了夜晚，昨夜的恐懼是否又會來襲？夜能成眠的日子是否會來臨呢？

4　下定決心吧

隔天，我出門前往另一家大學附屬醫院。

其實，我之所以發現罹癌是有段故事的。二〇一六年三月時的一次健康檢查，發現我心律不整。經過進一步檢查後，醫師發現我的心律不整是屬於「心房纖維性顫動」，將來容易形成血栓、血塊而導致心肌梗塞、腦梗塞，因此，我依照醫師建議，打算在九月時做手術治療。然而，就在手術前的八月二日，我做完心臟的電腦斷層掃描後，當天晚上就接到醫院的電話。電話裡提到，「我們發現，您的心臟電腦斷層影像上有一個陰影，推測可能是癌症腫瘤。」於是，隔週的八月九日，我再到醫院做了詳細的肺部電腦斷層掃描，然後，我的心臟科主治醫師松井先生對我說：

「極有可能是癌症腫瘤。但從電腦斷層影像看來並不大，只要用手術摘除即可。如果要做摘除手術，建議還是找有名的醫師比較好，我會幫你寫轉診介紹信，介紹你到有位像是怪醫黑傑克醫師的醫院去。」

松井醫師是位親切且開朗的醫師，他對我所說的一言一語都會盡量讓我不會太過震驚，審慎選擇詞語後才說出口。明明他所在的這家醫院就有呼吸胸腔科，但他仍把我轉介到東京都內的大學附屬醫院去。而那家醫院正是昨天宣告我得了肺癌四期的醫院。

在得知我的肺癌狀況後，我想要另立心臟治療計畫，於是我掛了隔天九月二日的門診要去見松井醫師。

一進到診間，松井醫師擔心地詢問我結果如何？

我立刻把結果告訴他：「是狀況最糟的四期。」

「是真的嗎？」松井醫師原本就圓滾滾的眼睛睜得更大更顯驚訝。

「沒錯。據說已經轉移到淋巴還有骨頭了。」

「醫師說，現階段只能用化療藥物來延續我的性命……」說到這裡，我再也說不下去。

松井醫師接著我的語塞，開始說話。

「事實上，我的父親也是肺癌。一開始是因為背部疼痛，但就診時已經太遲，醫生們都束手無策。他也是肺癌四期，當時醫師宣告只能再活一年。但是，我們在飲食上、生活上下了很多功夫，雖然他後來還是去世了，但比醫師當初宣告的還活得更久喔！」

「是喔？」

「我在這裡所接觸的患者，如果是從急診轉來的，多半已經失去意識，我們醫師沒有時間找方法救他們，因為心臟停止與否是彈指之間的事。」

「說得也是。」

「跟那些患者相比，應對癌症的時間更有餘裕。可以更全面檢查身體，進行治療。只要有時間，我們可以做很多事。存活的可能性也會大增。因為罹患心臟疾病的人幾乎沒有機會跟家人道別。」

「說的也是。起碼我還有時間跟家人道別。」

「沒問題的。你的病會治癒的。」

那句話正是我最希望能從穿著白袍的人口中聽到的話。松井醫師繼續說道：「醫院，是治療疾病的地方。」

眼前景象開始變形。眼淚一下子盈滿我的眼眶。為了不被發現，我抬頭往上望。

「心臟的治療擺到肺部治療之後。我認為這樣的治療順序最好。先治肺部，再治心臟。」松井醫師果斷地說著。

「刀根先生，請加油。」松井醫師用力握住了我的雙手。

我應該一生都無法忘懷這個時刻的松井醫師。因為他在我最絕望時，給了我勇氣。我想，這樣的他或許才是真正醫師該有的面貌。

當天傍晚，父母來到我家中。他們是因為聽到看診結果，震驚之餘匆忙趕來的。

「是真的嗎？」母親擔心地詢問。

「對。沒有錯。電腦斷層掃描跟正子斷層造影檢查的結果已經確定。」

「難道用手術無法摘除癌症腫瘤嗎？」父親之前已經問過同樣的問題，但見面時他又問了一次。

「對。我跟醫師確認後，醫師建議不要做手術比較好。」

「真的嗎？醫師真的這麼說嗎？」

「對。醫師是這麼說的。」

「下次去看醫師時，再確認一下。我覺得動手術拿掉腫瘤細胞是最好的。」

「不行。因為癌細胞已經轉移到淋巴跟骨頭，做手術也沒有用。那樣反而會導致我的體力衰弱，所以醫師才建議不要動手術。」

「不對不對。醫師雖然這麼說，但你身體裡的癌症腫瘤可能會長大，所以要開刀切除。還是動手術比較好，你再去跟醫師確認一下。」

父親非常固執。以往每次跟父親對話，大都像這樣，宛如兩條平行線般，毫無交集。印象中，父親幾乎從來不曾採納過我的意見或是同理我的心情。

「我明白了。我會再去詢問醫師。」我的答案似乎讓父親安下了心，他點頭同意。

「下次什麼時候要去回診呢？」母親詢問我。

「十五日吧，也就是兩個禮拜之後。」

「在那之前，有沒有要先做什麼呢？」

「沒有特別。不過，我不能再用以往的方式過生活，所以還是有可以做的事。」

「可以做的事，是指什麼？」

「修正飲食、生活習慣。還有，我也有很多想讀的書，總之要好好讀書。」父親像是認同我的答案似的點了點頭。

「禮子，妳還好嗎？」母親關照著我的妻子。

「目前還好。我會跟健一起努力的。」妻子微笑地說著。我的心穩了下來。

「真謝謝妳。未來的路不容易，就麻煩妳了。」母親雙眼含淚地說著。妻子也紅著眼眶點頭。

「改變飲食，具體來說，你想怎麼做？」父親開口問道。

「說到這個，我查了很多資料，首先要做的是吃很多蔬菜，以及停止吃肉。然後，我也試著查了可以吃的營養補充品。」

「光靠那些可以治好癌症嗎？還是應該要繼續吃肉才對吧！肉才有營養呀！」

「不，據說肉類對癌症患者不好。市面上有不少書都提到相關說法。我已經開始多吃菜不吃肉的飲食方式了。」

「不，可是……」

「總之，這是我的事，就讓我自己處理。」我不顧父親，插話說道。然後他停住了嘴。

自從八月九日那天看過電腦斷層掃描，松井醫師對我說「恐怕是癌症」起，我就大幅改變飲食內容。每天早上，我開始喝超過一公升的新鮮蔬果汁，那是用高麗菜、萵苣、胡蘿蔔、蘋果等放入果汁機中打成的，此外，我完全停止吃肉類。雖然還未滿一個月，但感覺身體變得非常乾淨。

「那麼，你自己好好加油喔！」我們聊了許多之後，父母親擔心地跟我道別回家去了。

我要盡一切努力做我能做的事。八月中旬，在電腦斷層掃描中發現癌症腫瘤那一刻起，我開始把癌症生還者、癌症存活者們所寫的書一一買齊。

如果想要活下來，最好的方法就是從存活者們的經驗中學習。

結果我偶然發現，原來我家早就有好幾本關於從全身性癌症奇蹟存活者所寫的書籍。有艾妮塔・穆札尼所寫的《死過一次才學會愛》（*Dying To Be Me*，橡實文化），內容實際書寫著自己如何從淋巴癌轉移全身後，奇蹟生還的故事，還有布蘭登・貝伊斯所寫的《療癒之旅》（*The Journey*），內容記錄著自己體內如籃球大的腫瘤如何消失的故事等，我貪婪地閱讀著這些書。這些書裡所寫的在在都是非以現代西洋醫學方法而得到奇蹟式存活的人們的實例。另外，還有一本書是凱莉・特納所寫的《抗癌不忘運動・逆轉勝可預期》（*Radical Hope*，張老師文化），也是一本重要的參考書籍。

這本書是採訪許多從癌症存活人們的經驗後集結而成，書裡詳盡寫著從飲食到治療等內容。而且，書裡最為強調的是讓心能安住的方法，是關於靈性的。這些從癌症存活的人們，都沒有把自己交給醫師，而是由自己決定治療法。

讀著這些書，我內心湧現勇氣。萬一，醫師宣布沒有進一步的治療方法時，我還有這一類的替代療法可以選擇。因為，這些人就是這樣讓癌症腫瘤消失的，他們是這樣走過來的。所以，我沒有理由不選擇跟他們一樣的方法。然後，有個想法從心裡冒出頭來。

這樣說來，從癌症奇蹟存活下來的名人寺山心一翁先生，我跟他之前就成為臉友了。寺山先生的故事也出現在《抗癌不忘運動・逆轉勝可預期》這本書裡，是知名的抗癌前輩。所以，我之前就已經把寺山先生的書《癌症消失了》（がんが消えた——ある自然治癒の記録，日本教文社）買回來讀。

我數年前就對他提出交友邀請，而後成了臉友。我趕緊打開電腦，進臉書想要確認我的朋友欄位。

有了！寺山心一翁先生，我想跟他見面。不，是非見不可。

我急忙私訊給他。「寺山先生，謝謝您經常在臉書發訊息，令我受益良多。事實上，現在的我需要您的建議。昨天我得知自己得了肺癌四期。如果可以，希望能與您見面詳談。唐突來訊，真是抱歉，因為實在坐立難安才冒昧打擾。想必您一定非常忙碌，如果能獲得您的回信，我會非常開心。謝謝您。」結果，寺山先生當天很快就回訊息給我。看了訊息，令我非常驚訝。

「癌症，而且是肺癌四期，這真是非常難得的機會，恭喜您。」

恭喜？他居然恭喜我得癌症，這是怎麼回事？現在應該不是開心的時候吧？

「當您能承認『癌症是自己製造出來的』，就是治癒的起點。如果想要學別人的治癒方法，那絕對是治不好的。因為當初怎麼把癌症製造出來的，只有您自己知道，所以，究竟該怎麼治療也只有您自己知道。因此，請務必活化您體內的真正醫師——自然治癒力。」

我一定能治癒……但是，現在就跟我恭禧也太早了吧！

很快地，我報名參加寺山先生從十月四日起的過夜工作坊。然而，到了晚上，進到被窩裡，恐懼感還是緊緊籠罩了我。那一夜，我還是無法成眠。

5　存活的開端

隔天的九月三日，我與妻子兩人來到家附近的陶板浴中心。之所以前來，是因為以前聽說過，陶板浴對癌症有療效。幸運的是，我們找到了一處只要搭車二十分鐘左右就能到達的陶板浴中心。

推開門，走進櫃台。我劈頭就對那裡一位看來很溫柔的女性說：

「我們聽說陶板浴對癌症有療效……」

「沒錯。據說非常有效呢！所以這裡有很多癌症患者來做陶板浴。請問您得了癌症嗎？」大概是因為我整個人看起來很健康，她才特別詢問。

「沒錯。肺癌四期。」

「什麼？可是你明明看起來很健康呀！什麼時候確診的呀？」

「前天，就是九月一日。」

「居然才是前天。」

「連我自己都嚇一跳。」

「嗯，那個……」櫃台女性語塞的同時也紅了眼眶。然後，她調整呼吸後說：

「您真是堅強呀！一般人在確診後都會沮喪一、兩個月，什麼事都做不了……」聽到她這麼說，連我自己都受到影響，差點就要掉淚，但我還是忍住了。

「不，我一點也不堅強喔！我只是拚盡全力讓自己堅強而已。」我打岔地笑了起來。

「太太一定也很難受吧……」

「嗯，是啊。」妻子客氣地微笑。

「我們這裡，如果是癌症患者本人來，一張票券可以早晚各使用一次。如果您有時間，請務必來兩次。因為體溫升高對癌症治療有幫助。據我所知，曾經有位胃癌四期的客人因此而成功抗癌。」她邊說邊手指著牆上那張寫有實例的海報。仔細一讀，確實有位只靠陶板浴就成功治癒胃癌四期的客人。

我也要用陶板浴治癒我的肺癌。只要成功抗癌，我的實例就會貼在這個人的旁邊。

絕對不認輸，癌症什麼的，我不會輸的。我一定要抗癌成功。

換好衣服進到浴室後，看到深褐色的陶板一塊塊鋪墊在地，再用木框圍出每個人躺臥的空間。我把浴巾鋪下躺好，瞬時感覺到從地板傳來的陣陣溫熱。

據說，這個陶板溫度約是五十度。可能是我鋪了浴巾在地上，所以感覺起來沒那麼燙。據說這些陶板也做了特殊的包覆處理，因而室內充滿了負離子。就連這微暗的室內，空氣都清澈非常。

「請深呼吸，把充滿負離子的空氣都吸進肺裡。」我認真執行櫃台女性事前的交代。

我大口大口呼吸著空氣，像是要把肺整個裝滿般地吐納著。這樣一來，空氣就能自然地進到我的身體裡。有點熱卻充滿能量的空氣。我轉頭望向身旁也躺著的妻子。真是幸福啊，我深呼吸地想著。

我想起最近閱讀的某本書中這麼寫著：「癌細胞在四十二・五度時會急速死亡。」

我翻過身，把癌細胞所在的左胸向下壓在陶板上。熱度緩慢地傳進身體裡。

大約三分鐘後，汗水開始從額頭滲出。

「癌細胞也正在受苦。你們還不快投降嗎？我在跟癌症比賽，絕對不能輸。」

我這樣跟自己說。癌症消失吧！看我把你們殺個精光！

一次陶板浴療程是四十五分鐘，我躺到最後一秒，從頭到尾一直溫熱著我的左胸。離開浴室時，我真的感覺到些許疲倦，但跟練拳擊相比好多了。

「感覺如何呢？」櫃台女性擔心地問我。
「感覺非常舒服。今後每天都會來，再請多多照顧。」
「好的。請一定要來。恭候您光臨。」
我與妻子兩人打完招呼後就離開去坐車。
「妳感覺怎麼樣？」我向妻子詢問。
「感覺很有效。家附近有這個地方，真是太好了。我得要上班，沒辦法每天都去，但是只要有時間，我會跟你一起去。」
「謝謝。我決定要每天早晚各去一次。」
「這樣好。」
隔天起，我每天早晚都去做陶板浴，一天去兩次。

然後，夜晚又來臨了。今天，我睡得著嗎？
關上燈，如同往常，恐懼仍舊來襲。白天有事可以做，人會分心，所以不需要面對內在的恐懼。但是，一進到被窩裡，無事可做時，恐懼就會像這樣再次襲罩全身。
今天是第三天了。每天這樣，不曉得身體究竟撐不撐得住？
已經第三天，某部分的我變得有些冷靜。接著，我留意到一件事。
我只需要趕走內在暴走的恐懼感就好！
我自己所做的研修課程就是以心理學為基礎，多少已經具備一些知識。我知道可以藉由排解創傷跟負荷不了的情緒來取得內在的平靜。而排解的方法就是大吼大叫跟捶打物品。

於是，我把臉深深埋進枕頭裡，將體內狂亂的情緒以像是要大口呼出體外般地開始吼叫。

隨著吼叫，有意義的句子也跟著滿溢出來。

不想死、不想死、我不想死！

為什麼是我！我好害怕啊！

枕頭被眼淚跟口水弄溼。但我毫不在意地持續地吼叫著。

就這樣不知道吼叫了多久，當我叫到疲憊，聲音也變得沙啞，整個人像是用盡全力般地鬆掉了手腳的力氣，身體也變得虛脫。

好像有什麼在體內消失了。

當我感覺體內曾經存在、被壓縮的大塊黑色石頭消失的瞬間，我陷入深深的睡眠中。這一天最終，無眠的夜並未造訪。

6 遇見新型治療法

隔週，我先把工作處理完。即使已經確診是肺癌四期，身體狀況卻完全沒有惡化。只不過，可能是內視鏡檢查的後遺症使然，在那之後，我的聲音就變得沙啞，除此之外，倒沒有其他明顯的不適。因此，我幾乎對於自己是肺癌四期毫無病識感。

九月十三日那天，我去了漢方診所。有個認識十幾年的朋友難波先生一聽說我罹患癌症，馬上就打電話給我。

「我一定要帶你去我認識的漢方診所。就算是由我來支付醫藥費，都要帶去你。」

我非常感謝他的用心。據難波先生說，那家漢方診所治癒了許多癌症患者。於是，我跟難波先生約好在銀座車站見面，再一起前往診所。

「太令人震驚了。沒想到刀根先生會罹患癌症。」

當我打拳擊導致頸部受傷後，難波先生曾經是長期為我做身體整復的師傅。

「不只是您，我自己也很震驚。沒想到居然是四期。」

「沒問題的，一定會好起來的。這個診所的醫師很厲害。你可以放心地把自己交給他。」說完，難波先生露出微笑。

走進診療間，有一位女醫師已經在裡面等我。

「這是我的老師，佐良醫師。」難波先生把她介紹給我。

「您好。難波先生已經跟我說了您的狀況。」

佐良醫師溫柔地微笑著。

「我姓刀根，您好。」

互相問候結束後，我馬上把自己最近發生的事都說給她聽。佐良醫師在聽完我說之後，這麼說道：

「刀根先生，您認為自己為什麼會罹患癌症呢？」

事實上，由於我已經讀了許多相關書籍，所以大概知道原因。

「我覺得是憤怒。我是個充滿怒氣的人，很容易就發火。」

陪伴在旁的難波先生聽到我這麼說，露出不可置信的表情，接著說道：

「他不太對旁人發脾氣，但是一起看電視時，他總是特別容易生氣。」

「大概都是針對哪些事生氣呢？」

「政治或是時事等，大多是這兩類。跟個傻瓜一樣，居然因為這樣讓自己罹患癌症。完全是自爆。」我自嘲地笑了起來。

「東洋醫學的陰陽五行學說裡，提到情緒會對身體產生不好的影響。根據陰陽五行學說指出，怒傷肝。刀根先生是肺部生病，對嗎？」

「沒錯。」

「我記得，肺應該是會受悲傷所影響。」

「悲傷嗎？這樣我完全沒有頭緒。如果是發怒，我很清楚知道。因為我總是在生氣啊。」

「我明白了。我馬上幫您診療。」

佐良醫師把左手放在自己的頸後側，右手手掌則與地板平行，手指向我，像是掃描般地從頭往腳部移動。

「沒錯，你的左胸上方塞住了，而且全身的氣變得很弱。」

據說，佐良醫師為我做的是所謂的氣診。這種診療方法是把右手當感應器，左手放在自己的頸後側以感覺肌肉反應，然後再做出各種判斷。如果被診療者是健康的，肌肉就會是柔軟的；反之，如果被診療者不健康時，肌肉就會變得僵硬，用氣診這個方法很容易就能做出判斷。難波先生也是懂得氣診的人，今天他就是特地帶我來給他的老師診療。

佐良醫師在印有人體圖像的病歷單上，在左胸的部分畫了一個黑點。恰好就是前幾天，醫院的電腦斷層影像上發現癌症的原發部位。

「這裡就是癌症腫瘤所在。」

「完全正確呢。」

佐良醫師邊微笑著，邊在人體圖上開始畫起線來。

「胸骨劍突處這裡有水毒淤積。再來，肩膀下方有氣滯。肝臟看來也滿疲累的。還有，全身虛寒。但是，這樣的狀態看來還好。」

「真的嗎？」

「是的。我聽說您是肺癌四期時，本來還以為會看到病況非常嚴重的人，但實際上並不是這樣，您會康復的。」

康復……這正是我所冀求的。

「那麼，接下來要來看看漢方藥。先看看哪種藥方最適合現在的您。請把雙手伸出來放到桌上，手掌打開向上。」

依照囑咐，我把雙手伸了出去。

「我會把漢方藥擺在你的手掌上並感覺氣的變化。同時也請您試著感覺看看。」

佐良醫師在我的左右手手掌上，逐一放上各種不同的漢方藥，並在當下掃描我的氣。有趣的是，每當漢方藥放到我手掌上，會感受到身體變輕或是變重。檢測後，決定了「抑肝散加陳皮半夏」跟「苓甘薑味辛夏仁湯」。

「接下來，您會感到肺部的乾燥，回家後請吸蒸氣。」

「您是說蒸氣嗎？」

「是的。一般泡茶或是喝熱開水時都會冒蒸氣。請用鼻子好好吸入蒸氣。還有，您的顳顎關節閉合得很緊，平時要好好按摩。」

「之前我打拳擊，所以……」我反射性地摸了摸顳顎關節。

「原來如此。您總是咬緊牙關，這個習慣對身體不好。因為會讓人處於緊繃狀態。請試著揉鬆。」

我試著揉揉顳顎關節，好痛。光只是摸就感覺疼痛。

「果然，太過緊繃。我教您幾個按摩的方法。總之，除了顳顎關節，請每天都要泡澡放鬆身體。」

「我知道了。」

離開前，我預約了下個月的看診時間，然後走出診所，在銀座街頭漫步。真是不可思議。原來這世界上，還有那麼多我從來不知道的東西。有太多事物，如果不親身體驗，根本不可能會明瞭。

沒錯，治療癌症不一定非得要在大學附屬醫院裡，因為還有無限種治療的方式。我一定會找到適合自己的方式。聽說有效的任何一種方式，我都打算要試試看，以找出適合我的。只要累積一個個可能性，在前方等著我的肯定是光明的未來。好，就這麼辦，我要一個個嘗試。

我在心中暗自承諾自己，握緊雙拳地承諾自己。

7 絕望與臨床試驗

九月十五日到了。

今天是與掛川醫師約回診的日子。之前都是一個人獨自前來，這次則是多了妻子與姊姊，我們三人一同前往東京都內的大學附屬醫院。一來是希望妻子能多了解我的病況，另一個原因是因為姊姊對癌症原本就有概念，我想有萬一時，她可以幫上忙。我們在診間等了兩小時後，終於叫到我的名字，於是三人一起進入診間。

「今天我想要跟您談談今後的治療方針。」掛川醫師皺紋掛在兩眉間，一如往常地一副難以開口的樣子。

「在那之前，由於今天我的妻子跟姊姊都來了，我想請醫師對她們解說我的病況。」我先發制人。

「好。我了解了。」掛川醫師點頭回應後，就開始詳細地把上次跟我解釋的內容對她們兩人說明。

「不能做手術嗎？切除有癌細胞的地方等等。」姊姊開口向掛川醫師詢問。

「不要做手術比較好。一旦動了手術，就會消耗病人的體力。以現在來說，保持體力對接下來的治療很重要。刀根先生的癌細胞現在已經轉移到淋巴跟骨頭了，所以即使動手術切除有癌細胞的部位，癌細胞也會在身體其他地方長出來。」

「原來如此。」姊姊似乎非常同意。

「沒錯。畢竟刀根先生是肺癌四期。」

「只能用化療藥物治療，沒有其他方法，是真的嗎？難道沒有其他最新治療方法可以使用嗎？」我接著問。

「如同我之前跟您解釋的，我們針對ＥＧＦＲ這個基因做了檢查，很遺憾地，結果是陰性。」掛川醫師把寫有檢查結果的文件給我們看。文件上有著看不懂的圖以及寫著ＥＧＦＲ陰性的文字。

「因此，刀根先生無法使用針對ＥＧＦＲ基因的標靶藥物艾瑞莎（Iressa）。」

不能使用艾瑞莎呀……我曾在網路上查到這個分子標靶藥物可以有效治療肺癌。

「那麼，我記得還有另一個藥物，叫Ａ什麼的，那個呢？」

「是的。首先，ＥＧＦＲ是約四成肺腺癌患者所擁有的基因，遺憾的是，刀根先生並不適合。其次，擁有ＡＬＫ基因的患者則非常稀少，約只有４％的肺腺癌患者擁有。可能性非常非常小。」掛川醫師像是放棄了般地小聲叨念著。

「４％……」我在心中默念著。４％真的不可能，我身上絕對沒有。

「檢查ＡＬＫ基因需要時間。通常我們會委託國外檢查，大約需要兩個禮拜。因此我建議，要把握治療時機，不要等檢查結果，現在馬上來確定治療方針。」

反正也沒用，我感覺到他的眼神裡透出這樣的訊息。

「兩週後，也就是十月初會知道結果，對嗎？」

「是，預計是那樣。」

「好，那麼，現在您建議要做怎樣的治療呢？」

「我建議您下禮拜中就辦住院，開始治療。」

「大約二十二日或二十三日嗎？一定要這麼趕嗎？」
「是的。越早開始著手治療越好。」
「這樣聽來，我的治療就會是化療，但是化療藥物真的有效嗎？」
「如果不做做看，就不會知道。但化療藥物一向很難對肺癌起到作用。成功率大約是四成。」掛川醫師一臉嚴肅地說著。從他的表情可以想像，那些他曾經歷過的殘酷治療經驗。
「若是四成，就表示有六成是無效的。」
「而且就算有效了，癌細胞也會出現抗藥性。如此一來，就得要換下一階段的藥物。而下一階段藥物的有效率也是四成左右。」
我聽著掛川醫師的話，眼前變得黑暗。化療藥物能有效治療癌症的可能性是四成，就算原本的藥物無效，換成另一種藥物，有效性也是四成。這麼看來，從結果來說，不是因為化療藥物無效而死亡，就是因為化療藥物的副作用而死亡，莫非我所能看到的不久將來只會有這兩種結果？
「假設最初的藥物能有效控制癌細胞五個月，下一個藥物是兩個月，再下一個藥物是三個月……很遺憾地是，這一切作為只在於延長壽命而已。」掛川醫師把眼光從我身上移開，然後嘆了一口氣。突然間，我感覺到那像是對癌症無力地宣告投降。
這樣加一加不就是一年不到嗎？
「沒辦法治好我的癌症嗎？」
「治不好。」
掛川醫師低垂著頭，斷然地說出了結論。我認為他說的應該是真的，以他至今所經驗過的一切。

「現在，我們打算在您身上採用的治療用化療藥物是愛寧達ＡＬＩＭＴＡ®，是一種水溶性的鉑金類衍生物。」

我以前就聽說過這個化療藥物，這種藥物在寺山老師的書裡曾出現過。據寺山老師說，這是個會讓患者脫髮、嘔吐嚴重、消瘦至極的藥物。不要，我絕對不要打這種藥物。

「不過，我們醫院目前與藥廠有合作藥物的臨床試驗。」

「藥物的臨床試驗……是嗎？」

「是的。是最新的治療方法，而且保險目前還不能給付。如果這種藥物要能以保險給付來使用，得先通過許多癌症患者試用，確定實際有療效後，才有可能實現。請問您有興趣參與藥物的臨床試驗嗎？」

「那是當然的。」我感覺到有道光射入眼簾。

「那麼，我會把您的資料傳給負責藥物臨床試驗的醫師，請先到外面的長椅區等待。接著，會由那位醫師為您做關於藥物臨床試驗的詳細說明。」

「另外，我想要徵詢第二意見。」我果然還是不能接受自己是肺癌四期的病人。如果不去其他醫院再做一次詳細檢查，我實在很難接受。

「我了解了。那麼，我來填寫診療資訊提供書，請問您要到哪家醫院去呢？」

要徵詢第二意見時，需要由現在的醫院提出申請，因此必須由這邊的主治醫師填寫資料。

「好的。我想要去癌症研有明醫院與帶津三敬醫院。請問可以寫兩張申請書嗎？」

「好的，沒問題。填寫資料需要花點時間，我會在今天之內寫好，請到外面的長椅區等待。」掛川醫師沒有任何不耐，語氣和緩地說著。

我們從診間走出來坐在長椅區，沒多久就叫到了我的名字。我走進另一個診間，裡面有另一位醫師正等著我。

「您好。我是緒方醫師。」醫師開門見山地做起自我介紹。

「在我開始解釋我所負責的藥物臨床試驗之前，請讓我再看一下您的狀況。」緒方醫師邊說，邊在電腦螢幕上點開我的電腦斷層影像與MRI核磁共振的影像。

「這裡是肺，這裡有原發癌。原發癌本身並不大，但已經轉移到左肺的淋巴系統。」

緒方醫師宛如一個解說某個電器使用方法的售貨員般，面帶微笑地開始說明病況。妻子與姊姊的表情則越來越僵硬。

「除此之外，右胸這裡有個小小的白點，這個、這個跟這個可能也是，恐怕癌細胞也轉移到這裡了。雖然現在看來很小，但據推測終究會變大。」

「但是，我自己分辨不出來。」

「這些白點周圍並沒有血管，所以這些也都是癌細胞喔。」

「原來如此……」

妻子把眼睛自螢幕移開。

「接著，這是您頭部的MRI掃描結果。」

「掛川醫師曾經跟我說，癌細胞並沒有轉移到頭部。」

「不，這個或是這個都跟剛剛一樣，白點周圍並沒有血管喔。」

緒方醫師用原子筆指著我頭蓋骨部分的影像。

「恐怕也已經轉移到這裡了。也有可能已經轉移到腦部。」

光是坐在妻子身旁，我就可以明顯感覺到她內心的激動。

「好。這個給您。」

緒方醫師把我頭部MRI影像印在A4紙上交給我。

我才不要這個。這種東西誰想要啊！

「接下來，我所建議的藥物臨床試驗是免疫療法這個最新的治療法……」緒方醫師開始說明藥物臨床試驗的方法與優點。

「雖然現階段保險還沒有認可，不會給予給付，但是您可以透過參加藥物臨床試驗，以免費的方式或是減免治療費用的方式使用它。當然，對於治療效果也是值得期待的。」

「原來如此啊！」瞬間，我又感覺到一道光閃進眼簾。

「只不過，即使參加了藥物臨床試驗，也不見得能接受免疫療法。」

「請問是什麼意思呢？」

「通常，藥物臨床試驗會分成三組。首先是免疫療法組、第二個是免疫療法與化療藥物併用組、第三個是只有一般化療藥物組。目前還不能確定您會分到哪一組。基本上，我們會用電腦隨機抽取來分組。」

「那麼，意思是說，我並不一定能接受免疫療法的治療嗎？」

「就是這個意思。」

「好。」

我雙手環抱胸前，點頭說道。緒方醫師毫不猶豫地接著說：

「刀根先生，一般來說，**反正**您是會用化療藥物治療，我建議您還是參加能提高治療可能性的藥物臨床試驗比較好，您覺得如何？」

反正？他剛剛居然說了「反正」？

「請讓我們考慮一下。」

「我了解了。那麼，再請您把考慮結果告訴掛川醫師。如果未來是採取一般醫療，掛川醫師會是您的主治醫師，但是，如果是接受藥物臨床試驗，那麼我就會是您的主治醫師。」

「我了解了。」

步出診間，在長椅區坐下後，妻子開始哭泣起來。姊姊則是輕輕抱著她的肩膀。

可惡。他居然讓我最重要的人哭泣。他居然說出「反正」兩個字。

什麼用電腦隨機抽籤來分組？他們到底把人命當作什麼！他們居然把人當作實驗動物來對待！對於那個醫師來說，我終究只是一個數字。但是，我的命只有一條啊！我怎麼可能把我的命運交給骰子一般的東西來決定呢！自己的命運要靠自己來開拓啊！我的命要由我自己來決定。

我發現，我的命就要被別人輕忽對待了。我的存在只不過是實驗動物而已。做為人的尊嚴被踐踏殆盡。我絕對不可能以這樣的心情來參加藥物臨床試驗。於是，當下我就決定不參加藥物臨床試驗。

8　提升運氣

隔天的十六日，因為妻子要幫我去醫院拿檢驗影像，我開車載妻子到車站，看著正要進入刷票口的妻子背影，我邊把車往前開。就在這時，發出「碰」的極大聲響，車子也跟著搖晃。我慌張地看向車子右側，居然撞到了另一輛車。對方一臉困惑地下車察看。

「對不起。」照這個情況看，百分之百是我的錯。

「沒關係。但傷腦筋耶！」對方看來情緒還算平穩也很冷靜，真是解救了我。

車站前面警察局的警察立刻趕到。我急忙聯絡保險公司，拜託他們來處理這起事故。

這麼說來，這一年真是運氣不好的一年啊！

剛過完年的第一次拳擊練習中，我因為選手出拳而受傷，導致手指骨折。

手骨折的兩週後，迎來人生第二次的閃到腰。

再隔三週後，時隔十年得了流感。

三月健康檢查時，發現了我心律不整，那時決定在九月動手術。

四月，在自家公寓的停車場，我跟妻子正要坐進車內時，突然一陣狂風，把車門往外吹開，結果導致停放在我們左右兩旁的車輛車門受到極大損壞。由於是左右兩車受損，所以被警察當做兩起事故處理。

五月，在拳擊比賽時，原本一定贏的比賽卻被裁判判成輸，讓人沮喪不已。

八月時，發現自己罹癌；九月時，得知是癌症四期。

然後就是今天的車禍。這已經是今年第三起車禍事故。明明在今年之前，我從未發生過車禍！照這個態勢發展下去，我今年內可能會死……

我已經完全無法想像自己在三個月後還會存活人間。

九月十七日到十九日要去參加先前預約好的自強法工作坊。我帶著妻子一起前往，因為我發現她比我還要勞累，所以想要她一起去體驗看看。

「早安，我帶著妻子一同前來。」

「您們能來真是太好了。那之後，您的身體狀況如何呢？」土岐先生平靜地說。

「我的身體狀況一切都好，只是最近比較忙碌，有點累了。」

「這樣啊！自強法可以消除疲勞，所以您能來更好。」

土岐先生開始跟我們說明自強相關事項法。

「自強法的訣竅在於，徹底放掉全身力氣。把身體交給身體本身自然的律動與動作。身體會為了療癒自己而開始自然活動。也就是，身體會開始自動運動，這就是自然療癒力。」

「自動運動嗎？」

「是的。身體本能地會以身體的運動來調整身體的歪斜不正、體內的傷與疾病。一旦身體開始動起來，請不要用大腦判斷與分析那個動，總之就是把自己交給身體。這就是自強法。」

我跟妻子遵從土岐先生的指導，在鋪了毛毯的房間內，兩人並肩躺了下來。

過沒多久，身體開始微妙地抖動起來。以背骨為中心，左右搖晃。就這樣晃動一陣子後，變成了頸部開始轉動。緩慢地往右，然後往左。結束之後，大腿像是抖腳般地開始抖動起來。身體各部位開始輪流用不同頻率與幅度動了起來。

我記得，那是當胸部開始緩慢動起來時所發生的事。肚臍下方，也就是所謂的丹田處，宛如漩渦般地震動，直傳到頭上來。

雖然那樣的感覺只出現了一次，卻令我久久不能忘懷。

「早上的課程就先到這裡。」

隨著土岐先生的宣布，工作坊暫時結束。回過神來，才發覺居然已經過了三個小時。

「感覺如何？」我邊吃著午餐，邊問妻子。

「我睡著了。」妻子害羞地笑著。

「沒關係喔！因為身體會自然而然表現出當下最需要的樣貌。好好休息這件事也是非常重要的。」

原來如此。妻子平常邊打工，還要忙著幫我打蔬果汁、烹煮繁複的食物、擔心我的治療狀況，真的是很勞累。因此，我非常感謝她每天為我所做的努力。

我跟妻子在那天午後，直到十九日整整三天時間，都在這個工作坊。除了身體變得輕盈，每個細胞也充滿了能量。

「只要能掌握要領，就能在家練習自強法。請每天都要持續練習。」土岐先生微笑著說。

最後一天，在完成所有練習後，大家一起喝茶聊天時，土岐先生告訴我們一件不可思議的事。

「你們知道奇門遁甲嗎？」

「就是《三國誌》中，諸葛孔明做的那些事，對吧？」

「沒錯。我也略懂一些奇門遁甲。」

「土岐先生也會奇門遁甲嗎？奇門遁甲是普通人就能學得會的嗎？」

「並不簡單，但因為奇妙的緣分，所以我有拜師學習。」土岐先生笑開了。現在的土岐先生看起來不像這幾天我所認識的自強法教練，倒比較像是要引領我們進入奇異世界的人。

「所謂的奇門遁甲是一種用某種方式算出方位，再以那個方位做占卜的方法。是一種占卜術。」

「所以，是怎麼樣的東西呢？」

「比方說，我們先有個具體願望，然後在木樁上許願，並在特定的時間點，找出特定的方位，將許願後的木樁釘入該方位的儀式。」

「把木樁釘入？」真是太不可思議了。

「我曾經看過太多不可解的奇蹟。比方說，面臨倒閉的公司突然間有資金湧入、明明考不上某所大學，卻因候補而進了那所大學。成功率大約是七成。」土岐先生又笑了開來。

「治療癌症也有效嗎？」我馬上發問。

「癌症嗎？目前為止還沒有看過。以往大多是關於事業或是升學考試的。我唯一有把握的是，這種儀式有可能大幅提升運氣。」

「運氣……」這麼說來，我今年的運氣還真是差呀！自從手指骨折後，三天前還與其他車子擦撞。或許我做一下這個儀式會比較好。

「您剛剛提到，這個儀式會提升運氣嗎？」

「沒錯……」

土岐先生從抽屜裡取出一本滿是髒汙的小本子，開始一頁頁翻著，同時一邊查看著月曆，盤算了起來。一段時間後，他抬起頭來望著我。

「剛好下個月會有一波運勢來到，而且會帶來很多能量，下個月有『地遁』。」

「剛好適合我吧？」

「沒錯。」

「那就拜託你了。我今年真的非常不走運啊！再這樣下去，我可能會在今年內死掉。請你幫忙我提昇運氣。」

「那麼，我們就來做儀式吧！」土岐先生點著頭說道。

奇門遁甲的儀式時間就這樣訂在了十一天後，也就是十月一日當天進行。

如此一來，只要運氣提升，就可以消滅癌症。我在心中擺出了戰勝的手勢。

9 死神

究竟要怎麼做，癌症才會消失呢？

從那天以來，我的腦海中不斷出現這樣的聲音。我做了充分的調查，不但上網找資料、讀書，也開始實行那些我現在就能做的事。

首先是蔬果汁，這是癌症患者必備的品項。高麗菜、胡蘿蔔、花椰菜、蘋果等，把這些當季蔬果放進果汁機裡打成泥，每天早晨喝下一公升以上的果泥。連蔬菜也都改用植化素高的。

我也吃從蕈菇類抽取出的營養補充品。再早之前，知名的是巴西蘑菇，據說現在有了更好的產品。我則選擇了含有冬蟲夏草的營養補充品。價格雖高，但一聽別人推薦，就無法抗拒。

另外，聽說有人搭配蕈菇類營養補充品來食用，一個月後胃癌就消失了，所以我也馬上開始吃。我吃的維他命C是人稱維他命C點滴的美國製品。每天早上起床後立刻服用，然後是中午跟睡前，要空腹服用，所以份量上要分配好。

喝進身體的水很重要。我從網路上購買了從古代地層裡所抽取出的「古代水」，打算今後每天就喝這種水。做陶板浴時我買了經過抗氧化處理的藍色瓶子，在瓶身寫上「謝謝你」「我愛你」等字樣，再把水裝入瓶子喝。絕對不能小看言語的力量。

陶板浴時，我認識到一位喝諾麗果汁治好胃癌三期的患者，所以我也定期購買諾麗果汁。我也找到一款能強化巨噬細胞，名為LPS的營養補充品，並且跟褐藻醣膠※一起飲用。

接著也改吃糙米飯。但家人都吃白米，所以另外購買了專煮糙米的電鍋。把糙米跟紅豆一起浸泡，每天食用自製的糙米酵素。

再來是對身體有益的油脂，為了能積極攝取歐米茄3，所以每天都喝一小茶匙的亞麻仁油，或是混在食物裡攝取。

※註：褐藻醣膠可增強免疫功能，也可針對腫瘤細胞發出抑制、停止轉移的訊號傳達。

我還找到一種名為「傑生・溫特斯茶 Jason Winters Tea」的藥草茶。由傑生・溫特斯這個人為了治療自己的癌症所調配的茶。據說，他是喝了自己調配的茶才讓癌症消失的。

我也每天吃土岐先生送我的礦物質。這個礦物質是採自特殊地層中的物質所製成，據他說，療效相當好。

同時也戒掉砂糖跟咖啡，當然連同蛋糕跟飲料也都不喝。雖然以前的我是個螞蟻人，戒掉這些很可惜，但現在可不是賴皮的時候。除此之外，對於要吃進身體的食物，我也會留意成分內容，只要含有一丁點果糖或葡萄糖就絕口不吃。甚至連麵粉也放棄，一概拒吃麵包或麵類。更不用提那些添加了著色劑或添加劑的食品。

我也改掉吃肉的習慣。連動物性蛋白質、牛奶、優格也滴口不沾。取而代之的是，用優質大豆分離蛋白粉來補足體內蛋白質的缺乏。

為了讓癌症消失，一定要忌口。吃東西不再是享受，單純只是補充身體所需營養之用。

自那天起，我每天早晚都會去做陶板浴。由於每天都去兩次，所以工作人員提醒我：「刀根先生，每次來使用陶板浴時間都很充足，這樣並不好喔！會使得身體變得疲勞，免疫力反而會下降。我們要靠陶板浴讓身體暖和起來，達到提升免疫力的效果，而不是試圖用熱消除癌細胞。」

從那次後，我每次只會使用二十五分鐘。

除此之外，每天還會吃佐良醫師的漢方藥、吸蒸氣跟按摩顳顎關節。後來我改用高性能加濕器來吸蒸氣。

另外，還加入了色彩呼吸法療程。先想像金色、粉紅色，然後將這些色彩都吸入肺部，並想像這些色彩滲透進肺部，帶來療癒。這麼做之後，我感覺自己呼吸變得輕鬆了。後來這也變成了每日例行公事。

之前學習的自強法，是每天都會做個二、三十分鐘。結束後，再做一下土歧先生教的提高氣的體操。總之，只要多一個治癒癌症的對策，我就感到信心大增。

我還養成了每天早上一定會量體溫的習慣。據說癌症喜歡體溫低的狀態，而三十五度是最糟的。剛開始量體溫時，我的體溫是三十六・一度。我希望能把體溫提升到三十六・七度左右。

因此，除了每天的陶板浴，我也會泡澡。水溫設定在約四十度，泡澡時間大約二十分鐘。如此一來，據說體內一種名為熱休克蛋白的蛋白質就會合成，大幅增加免疫力以消滅癌細胞。另外，泡澡能促進血液循環，而且此時要認真按摩身體。

在浴缸中，我一邊按摩身體，一邊會念念有詞地重覆說著「我會好，我會痊癒」「我的免疫力最厲害」像是念咒般，試圖用語言的力量來給身體暗示。每天持續念二十分鐘。

說到按摩，我是從「按手指頭」開始。據說指甲兩側根部有穴道，能提升身體的免疫力。自從讀了書後，每天都會做。

另外，我也開始腹式呼吸，據說這樣能藉由橫膈膜運動來刺激內臟。總之就是試圖讓僵硬的身體再次變得柔軟。

還有日光浴。只要是好天氣，就會曬個二、三十分鐘的太陽。

我每天晚上會在十點前就寢。因為某一本書寫到，在睡眠階段，免疫細胞活性會增加。只要早睡，就能延長免疫細胞的活性化時間。不知道是不是因為之前長年工作與拳擊道館的勞累累積，現在的我每天都會睡超過十個小時，連我自己都感到很訝異。

人一旦停下來就會感到情緒低落。此時，我會去CD店租借森巴舞曲，然後放進iPod裡聽。森巴舞曲的節奏令人感到振奮，總之就是不能讓自己消沉。

另一本書還提到，只要說十萬次「謝謝」，癌細胞就會消失。好，那我就來狂說「謝謝」，有如咒語般地說「謝謝」。

我還讀了關於「荷歐波諾波諾」（Ho'oponopono）夏威夷療癒法的書籍。我經常會在心裡唸著「對不起、請原諒我、謝謝你、我愛你」這個自我療癒的咒語。

我也買了居家薰香跟精油，滿室芳香讓心情極好。

我每天只想著消滅癌症，試著採取各種方法應對，一天很快地就過去。我過著被癌症追殺，每天誓死應對的日子，完全無法鬆懈，總是戰戰兢兢。

而追殺的結果，就是死亡。一回頭，就能看見渾身黑氣的死神，站在我背後露出令人不寒而慄的笑容。

但可悲的是，我無法想像自己三個月後還活在這世上。一個月後的狀況，我還能想像；兩個月後的狀況，宛如彩霞般朦朧；至於三個月後的狀況，我甚至無法想像那時自己還活著。

現在才九月。我真的能活到迎接新年嗎？我完全無法想像明年過年時的模樣。

一鬆懈下來，排山倒海地向我湧來的，除了恐怖，再無其他。然而，我隨即試著打消那個念頭，握緊拳頭向自己宣告。

「沒問題的。我一定會活下來的。」

10 徵詢第二意見

從臨海線國際展示場站出站走數分鐘後，宏偉的現代化建築映入眼簾。這裡就是日本國內首屈一指的癌症治療中心「癌研有明醫院」。九月下旬，我跟妻子、姊姊一起來到這裡徵詢第二意見。

到櫃檯報到完畢後，櫃台小姐給了我一個類似呼叫鈴的東西。這個呼叫鈴響後，我們再進診間就好。在那之前，我們可以去醫院裡的咖啡廳喝咖啡或四處逛逛。

醫院大廳挑高的天井、高雅配色、整體感的設計，宛如高級飯店般，但又不同於高級飯店，比較像尖峰時段的新宿車站月台般，人多雜沓。而且，每個人表情凍結，充滿緊張感。

「人真是多啊！」妻子心有所感地小聲說著。

「好像月台的尖峰時刻！」同行的姊姊張大著眼觀望四周。

「但是，這些人們都是跟癌症有關的人。癌症患者或是家人……」

我一邊被捲入巨大的人潮漩渦中，一邊深切感受到自己也是其中之一。

當我們在大廳漫無目的地閒逛，呼叫器響起，於是立刻前往指定診間前的長椅區。可能是前一號病人診療時間拉長，使得過了預定時間半小時後才輪到我。

我們來找的這位癌研有明醫院的醫師是呼吸胸腔科主任，是位名醫，我常在網路上看見他的名字。進了診間，他正看著掛川醫師所寫的診療資訊提供書，以及從CD-ROM讀取我的電腦斷層影像與正子斷層造影影像。

我在第二意見徵詢中想要請醫師幫忙確認的事情有三件。一是確認我的癌症是否是四期。二是，除了化療藥物外，有沒有其他治療方式。三是，平常生活中該注意的事項。

「醫師，請問我真的是第四期嗎？正子斷層造影圖像上的這個光點，怎麼看都像是我之前打拳擊受傷時，骨頭裂開傷了肺部所留下的傷痕。我在想會不會是搞錯了，這個光點就是那個碎骨呢？」

我懷抱著一絲希望開口這樣問醫師。「沒錯，那個地方是碎骨。四期是我們搞錯了。」我好希望醫師能這樣回答我。

聽到我這麼說，醫師似乎是想要確認我的說法，將臉更靠近電腦螢幕，仔細查看後開口說道。

「非常遺憾地，我認為這個光點是癌細胞轉移的結果。第四期的這個診斷並沒有錯。」醫師稍稍混雜著關西腔的語調非常溫柔，傳遞的內容卻很殘酷。

「我已經看完診療資訊提供書，這邊的診斷也是相同的。」

「這樣啊……」一個希望破滅了。

「請問，我不想接受化療，是否有化療以外的治療方式呢？」

「您是說替代療法嗎？」

「對，是包含替代療法等其他的治療方式。」

醫師的語氣突然變得有些強硬。「如果某些治療方式有效，應該就能符合保險給付。而無法有保險給付的治療方式就表示無效，或是還沒有能證明它有效的實際案例或是證據。」

「這樣啊。」

「沒錯，正是如此。保險給付要能核可，需要經過嚴密檢查與臨床試驗，並由國家認定某個治療是有效。化療也是如此。因此，只要有效就有保險可以給付。反觀其他的治療方式則有危險。我認為，您還是把那些治療方式當作無效比較好。」醫師的意見非常清楚明確。

「請問我在平常生活中有需要留意哪些事嗎？比方說，可以吃什麼漢方藥、飲食注意事項、營養補充品等等。」

「這些東西也跟我剛才說明的方向一樣，我認為不太有意義。不過，您也可以試試看。」

「也就是說，如果在我們這裡治療，治療方針跟前一個醫院是一樣的，我們會用愛寧達或是順鉑。如果要說有什麼差別，就是臨床試驗。若您要到我們這裡來接受藥物臨床試驗，直接轉院過來就好。我們跟您之前檢查的醫院是合作良好的夥伴。」

癌研有明醫院醫師的這一番話並沒有回應我的期待。當然，我並沒有打算要接受藥物臨床試驗。

幾天後，我到第二間醫院——帶津三敬醫院去徵詢第二意見。院長帶津良一醫師不單是位西醫，他也把氣功等替代療法放入癌症治療方針裡，因而很是知名。我把希望寄託在這家醫院。

在候診間等候一段時間後，我進到帶津醫師所在的診間。他本人跟照片中很不一樣，是一位身材嬌小、有點可愛的老先生。

「請問我是否能在貴院接受治療呢？」我希望能轉到這裡來治療。這家醫院對疾病的治療方法比較接近我想要的。然而，帶津醫師卻面帶抱歉地搖頭說道：

「不行，我們醫院並沒有呼吸胸腔科。」

「什麼？」

「我們沒有在看肺部。」

「是這樣啊！」真是傷腦筋……完全預料外。

「那麼，可否請帶津醫師介紹您信賴的醫院給我呢？」

「建議您在目前就診的醫院治療就好。」

「可是，我不想要打化療藥物。」

「我認為，應該要把能用的武器全數用上會比較好喔！化療藥物只是一個療程，如果不喜歡再停止就好。」

「說的也是。」

「是的，我認為所有方法都要試試看比較好。」

我明白，帶津醫師的醫院並無法判斷我的肺癌是否是四期，當然也不會有治療方針。只不過，在我離開前，帶津醫師這麼跟我說：

「治療方法都試過一輪之後，請選擇自己相信的方法。」

結果，我在第二意見徵詢中，並沒有得到更新的資訊。但是，我必須要用這個結果來決定應對這個疾病的方法。

目前共有三個選項。第一個是不再掙扎，直接接受化療。如果選擇這個方法，就要決定要在哪裡接受治療。癌研有明醫院，或是現在的大學附屬醫院。

第二個選項是，不做化療。這麼一來就得要調查看看，要在哪裡做哪種治療，也是必須要做選擇。若是選擇這條路，還充滿許多未知。

第三個選項是，做化療的同時也做替代療法。但是包含癌研有明醫院在內的所有醫院都不承認替代療法，所以如果選擇這麼做，就得要瞞著醫院。至於該做怎樣的替代療法，接下來必須好好調查。問題在於，該選哪條路。雖然我非常想要選擇替代療法，但手上的資訊實在有限，因此得要進一步調查。

我已經讀了非常多關於替代療法醫師所寫的書籍。每一本都寫有如奇蹟般痊癒的實例。感覺上，每一種替代療法都有效，任何一種都能消除我身上的癌細胞。但是，真的是如此嗎？恐怕還是得要親自查訪才行。畢竟替代療法的醫師究竟是何方神聖，不實際與他們碰面，難以窺知一二。

11 奇門遁甲

時間一轉眼來到十月。

自醫師宣告我罹患癌症，已經過了一個月。胸口正中央總是感覺沉重，也會咳嗽，但是我還活著。

今天是大幅提升運氣的奇門遁甲日。我們要斬斷所有的壞運。一早，我在心中這樣想著，出門搭電車來到土岐先生的事務所與他碰面。

來到事務所，看到土岐先生早就削好、放在一旁的檜木樁。拿起來仔細瞧後發現，木樁上已經事先用墨筆寫著我的名字，以及祈求健康的字樣。土岐先生還事先準備好釘木樁的金色槌子、確認位置的金屬棒，以及在釘木樁處要撒的神酒、米與鹽巴。

後來，我們搭著電車來到立川站，打算在這裡租車，一路向西。據說是因為今天十月一日的方位是西方，而且地點距離我家越遠效果越好。

我跟土岐先生用手機的地圖APP想要走到日產汽車租車公司。平常我習慣坐TOYOTA的車，今天想改坐日產的車。但是，怎麼走都找不到那家租車公司，真奇怪。我們兩人就這樣在立川街道上走來走去。就在有些疲累時，看到日本租車公司。我們兩人對望一眼，就覺得「好吧！日本租車公司也行」。然後，我們租了鈴木汽車。在輕快的引擎聲中，我們兩人開著車上了高速公路。

「既然這樣，我們就一路往山梨縣前進吧！」土岐先生說道。

我們在山梨縣下了高速公路，又繼續一路往西開。車窗外的景色慢慢變成樹木繁茂的山路。

「真好。沒有人跡的地方比較容易釘木樁。」土岐先生說。

「對啊。如果要做什麼怪事，還是不要被別人看到比較好。雖然我們不是做壞事，但如果被別人看見，然後惡作劇地挖走木樁，那就沒效了。」

「所以才說要盡量找沒人的地方，看是深山或是河邊，我們就是要去找這類場所。」

沿路兩旁的綠意越來越濃，卻總還是會看到卡車停放路邊，或是明明是深山裡卻仍有人在走動。即使找到看來合適的場所，一挖掘土地，卻發現泥土下方是堅硬的岩石，一直不能如願。

鈴木汽車帶著我們往山裡走去。下高速公路至今，已過了三個小時。太陽也逐漸西下。

「找不到什麼好地方耶！」土岐先生顯得有些焦慮。

「咦，那裡怎麼樣？」他手指著遠方。那裡是山路往上有階梯延伸的地方，前面好像有座神社。

「我去看看。」土岐先生下了車就往步道走去。

人跡罕至的寧靜山路，與往上延伸的石階，這是一處充滿奇妙感的地方。沒一會兒，土岐先生從階梯走了下來。

「我感覺那邊很適合。土質也很柔軟，我們就去那裡吧！」

我揹著裝了金色槌子跟神酒的後背包，開始爬上石階。這塊土地可能自古就有被人們祭拜的神社，因為石階充滿了前人踏過的歷史感。

登上石階後，眼前大廣場的遠處果然有座古老的神社。神社前方有一棵直徑約一公尺的巨大樹木矗立著。

「好大的一棵樹呀！」土岐先生就像是見到久違的朋友般瞇起了眼。

「這棵樹守護著這個地方喔！是一棵神木。」土岐先生輕撫著那棵樹。

「我們要把木樁釘在哪裡呢？」

「神社的後方很空曠。土質也很柔軟。」土岐先生邊介紹邊領著我往神社後方走去。

「這裡應該可以。」

「我們來把這邊前面的地上清一下。」土岐先生說道。

我從後背包拿出神酒跟米還有鹽巴，並著手清理要釘木樁的區域。完成後，我又從後背包拿出木樁，立在地面上。

「啊，要注意方向。」

「方向？」

「對，你的名字要向外側放。」我遵從土岐先生的提醒，把木樁轉了個方向。

木椿立在地面，再在木椿上方放一條毛巾，然後開始敲打木椿。

「一切就麻煩祢了。」我對著敲進木椿的地方雙手合十。請幫我提昇運氣。

此時的我並不知道，這一連串所發生的事，其實是之後奇蹟般巧合的開端。

12 收集資訊

十月三日，為了把第二意見徵詢的結果回報給掛川醫師，我去了趟醫院。掛川醫師在看完癌研有明病醫與帶津三敬醫院的回覆後，這樣說道：

「那麼，您打算怎麼做呢？繼續在我們醫院接受治療嗎？」

「請讓我再考慮一下。我想要再去看看幾家醫院，想請您再幫我寫診療資訊提供書。」

「好的，我了解了。」掛川醫師絲毫沒有不耐煩地點著頭。

「我需要兩份，麻煩您。」

我打算再去幾間替代醫療的診所問問看。其中一家是我的飲食參考書籍的醫師作者所在的醫院，他是位多產的暢銷書知名醫師。只是，官方網站上特別註明，如果要去找他看診，得要準備診療資訊提供書。

「請問，刀根先生是住在千葉縣嗎？」

「是的。」

「如果您願意，我可以為您介紹癌症中心的柏醫院。我想與其來這裡，柏醫院離您比較近。」掛川醫師皺著眉間皺紋這樣說道。

「謝謝您。如果需要時，我會考慮。」

掛川醫師真是位誠實的好人。他身上所飄盪出無力感般的光圈，讓人感覺到他的誠實。正是因為他誠實，所以才會不斷試著要盡力幫助患者，但我卻忽略了他的好意。因為無法戰勝癌症所習得的無力感。他的沉默光圈宛如在訴說著這個狀況，我全然感受得到。

「下次回診，我會自己看情況預約。」我說。

「請您好好找間您能接受的醫院，並務必及早開始治療。」掛川醫師苦著臉點頭道。

總之，我現在的目標就是收集資訊。前往各種替代醫療的診所，收集各種資訊。

於是，我積極向各個出書的醫師以及據說有癌症存活者的診所預約見面、拜訪。

那個使用「膠體碘」這種特殊藥劑的診所醫師，與其說是醫師，倒不如說更像是天才科學家。他平靜且親切地聽我說話，並且跟我說明他的治療方針。

「這種療法一定要試試看才知道結果，如果有效，三個月左右應該就會知道。」

「您是說，三個月嗎？」

「對，如果是您的狀況，大約三個月，癌細胞就會消失。」

「我會認真考慮。」我帶著些許興奮的心情走出診所。「這個療法可以考慮！」心情越發期待起來。回程，我們找了家咖啡廳，我在那裡向同行的姊姊詢問意見。

「妳覺得怎麼樣？我覺得或許可以試試看。」

她面有難色地說道：「有效的人就會有效，但我覺得對你不會有效。」姊姊並不是醫療專業人員，更不是癌症治療的專家。但是，她從小就不可思議地對癌症有敏感度，每每在重要時刻，她的直覺幾乎都會成真。

「嗯……」我決定聽姊姊的話。

接著，我帶著掛川醫師所寫的診療資訊提供書前往一間名為「正確分子療法（Orthomolecular Medicine）」的癌症治療診所該診所以營養療法為主，醫師看完文件後跟我說：「癌細胞的營養來源只有葡萄糖，因此，我們不要讓葡萄糖進入身體裡。我們所採取的療法就是這麼單純。」

我覺得，這位醫師與其說是醫師，感覺上更像是業務員。

醫師宛如大學教授般，條理分明地開始向我解說。

「食物進到身體裡後會分解成各種營養素，因此，我們要極力阻止體內葡萄糖的轉換。」

「您是指，我不能吃砂糖嗎？」

「當然，砂糖絕對要禁止。其他醣類食物，如米跟麵粉、麵包與麵類也不能吃。」

「糙米也是嗎？」我想起自己每天正在吃的糙米酵素。

「是的，沒錯。糙米也是醣類。其他還有蘋果、香蕉、胡蘿蔔都是高醣食物，絕對不能吃。對了，芋頭、地瓜類也要避免。」

「這樣說來，能吃的食物很少。」

「相對地，我們要吃肉。藉由攝取動物性蛋白質來攝取營養。」

「肉類嗎？可是，我看過關於癌症飲食的書都寫著不能吃肉？」

「我們跟他們想法不一樣。那已經是過時的想法。未來我們的堅持會是主流。」

「嗯……」

「刀根先生您以前練過拳擊，是嗎？」

「是啊！」

「那太好了。跟拳擊手的飲食內容相比，我們的飲食法對您來說，應該能輕易做到。」

「可是，葛森療法幫助了很多癌症患者復原，那怎麼說？」

葛森療法是由一位名為馬克斯・葛森的德國醫師所發想出來，一種以蔬菜水果為主的飲食療法，當初從歐洲與美國開始，是個具有悠久歷史與實際療效的飲食療法，而且有許多飲食療法都以葛森療法為本。當然這個療法的精神是嚴禁肉食的。

「葛森療法是以蔬菜為主，所以與平常飲食生活相比，算是低醣飲食。重點不在吃不吃肉，而是整體的飲食療法限制了醣類的攝取，所以才有效抑制了癌細胞。因此請把葛森療法當作是更具科學性且有效率的營養療法。」

「原來如此啊……」

「除此之外，本院內的飲食指導與高濃度維生素C點滴是並用的。維生素C的組成與糖類似，因此，癌細胞會把它當作是糖來攝取。如此一來，維生素C氧化後，會形成過氧化氫，進而破壞癌細胞。我們是以這樣的營養療法來達到致使癌細胞處於飢餓狀態，這樣癌細胞更容易吸收維生素C。」

「今天要做一下血液檢查嗎？」醫師開口問道。進行血液檢查應該就意味著要開始在這家診所進行治療。

「謝謝您，請讓我回家考慮一下。」說完，我離開了那家診所。那裡完全推翻了我目前為止所相信的飲食方式。我究竟該信哪一種才好呢？

接著，我去拜訪了溫熱療法的診所。這裡的主張是，讓患者進入裝有溫熱水的特殊膠囊，先偵測患者體內溫度，再以不增加患者身體負擔的方式逐漸使體溫升高。藉由提升體溫使血液中產生一種名為熱休克蛋白的蛋白質。這種蛋白質能提升身體的免疫力，達到擊潰癌細胞的效果。

醫師對我們詳細說明了溫熱療法的機制與治病實例。據說，患者可以在這家診所進行血液檢查，以及測定腫瘤標誌。這裡也跟前一個營養療法的診所一樣會使用維生素C點滴，合併使用溫熱療法。在患者體溫上升，血流順暢的狀態下，為患者注射維生素C點滴，據說會更有效地破壞癌細胞。這個診所的方式也令人難以取捨。

如果我是首富，我一定會把這些診所所實行的療法全都試一試，可惜我負擔不起。不但金錢有限，在癌症四期的狀態下，時間也很有限。所以，我得從中挑選一家。

我帶著掛川醫師所寫的另一份診療資訊提供書，前往下一家以飲食療法著名的醫師所在診所，很不巧，當天是休診日，所以我把資料投入信箱，隔天打電話詢問。

「您好。我姓刀根，昨天有把診療資訊提供書投入貴診所信箱裡……」我小心翼翼地詢問，沒想到接電話的女性親切地迅速回應：「我們剛剛收到了，請您放心。我是這家醫院的護理師。」

「我會把資料轉交給醫師看。在那之前，會由其他主治醫師與您聯絡。本院規定，患者在就診前需要事先接受正子斷層造影檢查。」

「正子斷層造影嗎……」

「是的。本院每四個月會對患者做一次正子斷層造影，藉此觀察病況發展。」

之前，我在大學附屬醫院已經做過正子斷層造影。正子斷層造影是患者在被輻射照射前要先注射特殊的糖液，如此一來，喜歡糖的癌細胞就會把糖吃入。接著，在恰當的時間點，用電腦斷層掃描照射全身，而含糖的癌細胞就會發出綠光，因而能標示出來。

在大學附屬醫院做檢查那天，結束檢查後，主治醫師這樣跟我說：

「今天你的身體會有輻射發散，所以請不要靠近小孩。」

什麼？之前都沒有人這樣提醒我啊！

不知道是不是因為聽他這麼說，回程路上，我一直感覺頭痛。回家後，我用輻射測定器測定自己身體的輻射指數，結果讓我大吃一驚。

9.99 μSv/h……結果完全超出機器所能偵測的界限。於是，我趕緊提著兩公升的礦泉水猛喝，並全身泡進浴缸裡，試圖排出體內的輻射。進行完一連串的流程後，輻射量已經少了三分之一。那一次我整整花了一天半的時間才排清體內輻射。

雖然還不太能接受，但這是為了要去那家診所看診必須做的犧牲，只好接受。

電話中，女性親切地說：「幾天後，我們會有另一位主治醫師與您聯絡，那時請決定好接受檢查的時間。」

數日後，對方依約來了電話，是一位男性的聲音。

「我來跟您確定檢查日期與時間。下週四，您能過來一趟嗎？」

「那天我有工作要做……」

「那麼，下週二呢？」我有種被試探的感覺。

「真不巧，我那天也另有安排……」

「請問您何時方便呢？這樣診療就會延後喔。」電話那頭，男性冷冷地應對。

「我想請問一下，貴院非得要先做正子斷層造影檢查不可嗎？上個月我才在大學附屬醫院做完同樣的檢查，難道不能用那個檢查結果嗎？我實在不想在短期內做那麼多次同樣的檢查，擔心輻射殘留問題。」

「無法通融。這是本院的規定。如果不做正子斷層造影檢查，就無法安排您來看診。」他語氣堅決地說道。我也生氣了。我才是患者，那是什麼態度。

「我需要再考慮，之後再回電。」說完，我不等對方回應就掛了電話。

我決定不要去這家診所。雖然我想要讓那位名醫幫我看看，但那位醫師的態度真是糟透了。我猜想，如果去這種地方接受治療，我的癌症一定會惡化。隔天，我打電話拒絕了對方。

幾天後，我的拳擊學生大平選手來看我。

「刀根老師，請讀一下這本書。」

那是癌症治療名醫近藤誠的著作。我正好也想買來讀。

「刀根老師，請您務必要好起來。我相信您會好起來的。」臨別前，大平選手眼眶含淚，握著我的手說。

我馬上拿起了那本書來讀。書裡所說，大略與我的思考方向一致。然而，我最在乎的地方卻全然相反。因為書上寫著，假癌可以治癒。現代醫學常診斷出假癌，在這種狀況下用藥反而會壞了身體。所以，應該要採取更簡單的方式治療。我也是這麼認為。但是，書裡卻寫著，如果是真癌、轉移的癌症則很遺憾，沒有方法可以治療。所以建議，如果是真癌，就安靜度過餘生，好好享受剩下的時間。

我的癌症就是轉移的真癌。你要我安靜度過餘生？要我享受剩下的時間？我沒辦法接受，也沒打算那樣做。我怎麼可能坐著等死？誰有可能接受？從那之後，我就再也沒有讀過近藤誠的書。

13 微笑工作坊

「您好。歡迎您來。」

十月四日，我去參加了在埼玉縣秩父市舉辦為期三天的微笑工作坊。這個工作坊是由日本癌症存活元祖，寺山心一翁老師所主辦的過夜工作坊。

第一次與寺山老師見面，發現他比我想像中嬌小。他已經八十二歲了，但皮膚看來很光滑，整個人活力充沛，散發出的光圈就像太陽一般。光頭的他宛如白雪公主裡的小矮人般，身材雖小卻精實，還蓄著白鬍鬚。

「刀根先生，能見到您真是開心！」

寺山老師滿臉笑容，緊握著我的雙手。那抓握力之強真是出人意料。

「請多指教。」

「那麼，請先把行李拿到房間放，我們趕快出發去森林裡吧！」

我趕快放好行李出發。這個工作坊裡，參加的學員們不需要做自我介紹，甚至連寺山老師也沒有對我們致詞，一切都很單純。等我一出飯店，就看見寺山老師領頭，學員有兩名男性，七名女性，總共九人參加，一行人矯健地走進山裡。

來參加工作坊的成員該不會跟我一樣都是癌症患者吧？這急行軍般的速度，大家都跟得上嗎？

「來，請感覺一下森林與自然的氣。很舒暢，對吧！」寺山老師常抬頭看著晴空，像是唱歌般地說道。

但是，我的注意力全都在揮趕成群圍繞的蚊子大軍上，就這樣結束了歷時約一小時的山路探索。

從森林回來後，全體學員進入研修教室。大家分別在圍成一圈的椅子上坐好。感覺上，等一下我得向大家詳細介紹我的病況，而我也希望能聽到大家分享自己的狀況與正在接受怎麼樣的治療方法。就在這時候，寺山老師說話了。

「請你們簡單自我介紹。說名字就好。並請把希望大家稱呼你的名字寫在名牌上，別在胸前。」

一開始，我在名牌上寫著「刀根」，感覺很生硬。

旁邊的學員開口問我：「小時候，別人怎麼稱呼你呢？」那是跟寺山老師一起工作的郁美小姐。

「小時候大家都叫我小健。」

「小健，不錯啊！」郁美小姐露出微笑。

於是，我把名字改成小健，想來真是難為情。上小學以後，除了家人，再也沒有人這樣稱呼我了。

「好，那我們開始吧！」

寺山老師究竟會跟我們說些什麼呢？我終於能聽到寺山老師自己的抗癌經驗。我也想要聽聽飲食療法、治療法，以及營養補充品的事。真令人期待。
「我們先來唱歌吧！」
現在可不是唱歌的時候！我想要聽比唱歌還重要許多的事。
信先生跟寺山老師開始發樂譜給我們。真糟糕，我完全不會看樂譜。
「那個，我完全看不懂樂譜……」我滿懷抱歉地說。
然後，在我身旁，除了我以外的唯一一位男性成員回答我。
「那我來教你吧！我會用我的手來表現出高低音，請跟著發聲就好。」他是位下巴留著鬍子的溫柔男性，整個人散發出不同於一般人的光圈。他該不會是位音樂家吧？我瞄見他名牌上寫著「克己」。
「你看，我會這樣揮手。」克己先生邊揮舞著手邊教我。
「好，大家一起唱，來！」信先生負責指揮。
我跟著他的歌聲一起唱和。於是，信先生、我跟克己先生三個男聲與其他女性的高音開始合唱起來。聲音的震動，讓我感到房間的空氣也開始改變了。周圍的空氣逐漸變得輕快與乾淨，感覺身體也變得輕盈起來。
等到歌聲停止，房間內的空氣感也驟然改變。現在已經不再是一開始那個充滿空虛感的空間，而是宛如被暖陽包圍的另一個房間了。
「來，我們再多唱些。」信先生開心地說。
直到我們唱了幾曲後，信先生手指著房間中央。那裡像是個小祭壇一般，散落著許多蓋著的牌卡。
「這些是訊息牌卡。來自你自己要給你的訊息。請在心裡想著自己想要知道的事。然後依著直覺，從中選出一張。選到的牌卡上，應該是寫著對現在的你來說最重要的訊息。」

大家一一到中間去抽牌，翻開後大家提高了音量。到底都寫些什麼呢？

終於輪到我了。我心中念著：「罹癌的體驗，對我來說，有什麼意義？對我來說，它代表什麼？」

當我在散落著牌卡的小祭壇周圍繞了幾圈後，我看見了角落的一張牌卡。對，就是它。於是我蹲下，把它拿起來。

究竟牌卡上畫了寫了什麼呢？

我趕緊翻開來看，結果是一個人拿著鶴嘴鍬將岩山鑿開，露出發光礦石的圖，以及「purpose」的字樣。

purpose……是什麼意思？我旁邊的克己先生說話了。

「是目的。」

目的？癌症是目的？到底是什麼意思？信先生微笑著走到我身邊。

「癌症是為了讓小健知道活著的目的而來的喔！請理解，癌症是禮物。」

活著的目的……我活著的意義……那究竟是……原來，癌症是禮物？

我回到自己的房間，回想著這一天。今天唱了歌也跳了舞。今天發生的事，我完全搞不懂。一開始我很排斥，但是因為信先生的笑臉跟學員們的能量，才讓我安穩下來。

或許連我自己都沒有發現，我是個相當固執的人啊！該不會我這顆頑固的腦袋就是我罹癌的原因之一吧！

沒錯。我絕對不能被腦袋中不斷出現的「恐懼」聲音帶著走，這很重要。一旦我聽從「恐懼」的聲音，就會想要保護自己而做出防禦，甚至封閉自己而變得固執。固執會使人變冷漠。結果就是出現各種疾病，我猜是這樣。

今天一整天出乎意料的開心。唱歌跳舞原來會這麼開心，我從來無法想像。首先是放鬆、暖和身體，然後是享受，非常重要。

這麼說來，我小時候應該是常唱歌跳舞的人才對。所以重要的是，找回赤子之心與無邪單純的心。原來這些就是能消除癌細胞的關鍵呀！信先生所做的一切，就是讓大家從體驗中自己體悟出來。

隔天一早，我們出發去爬山。在太陽升起前，天色未明時，我們從飯店出發。

當我們走在黑暗森林中，天色漸漸亮了起來。於此同時，鳥兒們也開始鳴叫。然後我們往山下走，來到山麓上的秩父神社，並在此迎來了朝日。早晨空氣清新的神社境內，只有我們幾個人。

「咚咚咚」。從神社內部傳來了莊嚴的太鼓聲。

「每天早晨，這裡都會念祝禱詞。就在這無人之處，無人知曉之處，自古以來，每一天都有人持續祝禱著。你們不覺得這很了不起，也很美妙嗎？」

信先生面露微笑地對著神社境內投以尊敬的眼神。

「來，請感覺一下太陽的能量。很溫暖吧！」

信先生邊微笑邊將雙手掌伸向太陽。我們也一起這麼做。

感覺手掌好溫暖。有太陽跟沒有太陽的地方，溫暖度完全不同。太陽的溫暖令人感覺像是被大大的愛所包圍。

「早晨的太陽能量是最清澈的。來，我們做個深呼吸。」

信先生張著大口，把新鮮空氣都吸進胸部。我們也大口吸著新鮮空氣。可能是早晨的空氣與神社的神聖之氣，讓我感覺到身體輕盈。

早餐過後，稍做休息，接著立刻開始工作坊。首先從唱歌開始。

我們分成三部，合唱歌曲。我跟克己先生一起合唱。他的聲音真是好聽。低音很威嚴，卻令人感到溫暖。

突然間，我感覺那是神的聲音。

我像是受到他的引導般，聲音越唱越奔放。女性學員們的聲音也很好聽。第三部低音女聲代表生命力，第一部高音女聲則宛如天使低語。三部合唱時，原本壓抑在我心中的熱情湧現上來。

糟糕，再這樣下去會……就是這個瞬間。我流下了眼淚。連我自己都搞不懂，但眼淚就是流不停。聲音顫抖著、提高著。淚水撲簌簌地流著。

這下宛如連鎖效應般，原本唱著歌的其他人也跟著流下了眼淚。坐在身旁的克己先生跟信先生都在哭。女性學員們也全哭了起來。我們大家邊哭邊唱歌。

唱完後，信先生臉頰上仍掛著淚水地轉頭看著我說：「剛剛你怎麼了？我想聽你說。」

我感到有些害羞。我從未讓人看見過我的淚水。

「到底該怎麼說呢？可能是波動。」

「波動嗎？」

「用語言形容就會變得很普通，我想是愛。愛的波動，共振，就是有連結的感覺。然後，我就掉眼淚了……」說到這裡，我又想哭。

「這真是很好的經驗呀！與愛的波動有連結呀！」信先生對我及學員們投以充滿慈愛的笑臉。

「沒錯。這個波動、愛的波動會療癒一切。不要跟疾病對抗。要愛它。要愛你的癌症。癌症是為了教會我們什麼是愛而來。要相信身體最好的醫師是自然治癒力。這麼一來，癌症就會消失了。」

到了夜晚，信先生用小提琴為我們開了一場音樂會。

「小提琴的聲音非常接近人的聲音是療癒身體的聲音。」

然後，克己先生這麼說道：「我帶了吉他來，可以跟你一起合奏嗎？」

「當然！真是太好了！」信先生原本就滿臉笑容，此時笑容更開，像是在發著光。原來，克己先生是世界知名的音樂家。我居然有幸能讓他教我看樂譜，真是太神奇了。

他們兩人合奏了幾首曲子後，我舉起手點歌。我突然想聽他們合奏《奇異恩典》這首曲子。

「好的。」他們兩人相視而笑。

小提琴開始流出有些悲傷的旋律。克己先生溫暖的吉他聲緩緩跟隨。兩種樂器合奏的聲音、波動、頻率漸漸充滿整間屋子。

樂曲聽起來好像在說著「你很努力了喔！沒問題的。」此時，毫無疑問地，我們被愛的波動滿滿地包圍著。回過神來，才發現我的臉頰已經滿是淚水。再往兩邊看，發現大家都在流著眼淚。這一刻，我終生難忘，是奇異的恩典。

工作坊的最後一天，學員們圍成一圈自由分享自己的體驗與覺察。信先生說：

「現在，我還活著。對此，充滿感謝。」

我完全無法想像，大家兩天前才剛認識，但此刻的心卻是相連的。然後，我們開始互相擁抱，再度流下淚水。接著，有一個人說話了。

「我覺得小健的癌症會治癒，然後他會變成像信先生那樣的人。」

14 決定治療方針

從寺山老師的微笑工作坊回來後，我又完成了幾次研修課程，課程結束隔天，我的喉嚨腫了起來，也出現了痰。感覺上，身體狀況有些惡化。

「你瘦了耶！」

我越來越常在研修課程中碰到同學這樣對我說。因為我現在不吃肉，改以蔬菜為主，一個月內體重已經少了三公斤。不但開始有些許咳嗽，胸口也經常有沉重感。差不多該要開始做治療……但心情無法平靜地焦慮起來。

「這本書已經借了好久，可以拿去圖書館還了嗎？」妻子抱著幾本書來對我說。我看著那些書，突然想讀其中一本書。順手一翻就看到書裡的那些實例，那些因為改變飲食而使肺癌有顯著好轉的電腦斷層影像。

這該不會是適合我的療法吧……

我立刻查詢醫院的地址，發現就在立川。

立川啊……就是那天要去釘木樁時下車的車站。好遠啊！如果之後在立川這裡接受治療，可是要花很多時間往返。不過，現在先去看看也無妨。地點在哪兒呢？

我把正確地址輸入手機地圖ＡＰＰ後，看到所在大樓的照片時，著實嚇了一跳。大樓旁邊不正是日本租車公司嗎！那天，我跟土岐先生找不到日產租車公司，結果就在我們放棄時，出現了日本租車公司。沒想到，醫院居然就在旁邊的那棟大樓。這也太巧了吧！

「難道不是老天爺在跟我說，你應該來這裡的訊號嗎？」

雖然這是毫無根據的不科學理由，但這或許就是奇門遁甲所指引的一條路。我當下決定要去這家醫院看看。

十一月一日我來到那家醫院，眼前的這位醫師看起來像個學者。這家醫院主要是以飲食療法與對免疫神經施以針灸治療為主。醫師花了三個小時詳細地為我解釋，他所推崇的飲食療法的作法、效果以及理由。

「吃蔬菜，盡量吃生菜，不經過烹調的最好，同時禁吃所有肉類。螃蟹、章魚、花枝也都不要吃。總之就是動物性食品都禁止食用。另外也不能使用調味料，砂糖不用說，鹽巴也不行。」

「相當嚴格啊！」

「從癌症康復的人，大家都是這麼做的。如果你想要痊癒，就得照著做。」

「這樣做就會康復嗎？」

「身為醫師，我不能跟你保證一定會痊癒。但是可以說『有痊癒的可能性』。因為曾經有患者比您還要嚴重，但在接受我們的治療後得以痊癒。」
醫師一邊說，一邊把我帶到診間裡的電腦前，讓我看看以往患者的電腦斷層影像。
我看到有好多張都是原本比我還要嚴重的癌症狀態卻得以痊癒的電腦斷層影像。
「請問，如果我想要定期追蹤，您會介紹我去哪家醫院呢？」
我壓根不想去現在的那家大學附屬醫院做追蹤，因為每次去那哩，我都感到身體狀況又變得更糟。
「我在替代療法相關學會裡與東大醫院的某個醫師關係不錯，那位醫師是現代醫療的第一把交椅，同時也是關注替代療法的優秀醫師。如果您同意，我能為您引薦。」
太好了。即使大學附屬醫院幫不上忙，現在我也已經找到另一條路，真是感謝上天。
「那麼，基本上，我傾向要在貴院接受治療。下次回診時再麻煩您為我做詳細說明。」
我打定主意要在這裡接受治療。接下來需要思考的是怎麼跟掛川醫師說。

十一月二十四日，掛川醫師仍舊緊皺著雙眉聽我說話。
「這段期間讓您擔心，也多虧您的幫忙。我已經決定治療方針了。」
「那麼，您打算怎麼做呢？」
「我決定不接受化療。不管怎麼樣，我就是不想接受化療。」
聽我說完，掛川醫師深深嘆了一口氣後說道：
「我們現在有所謂的緩和治療，也就是減少副作用的治療方法⋯⋯」
「不，就算是這樣，我也不打算接受。這段日子真是謝謝您，我打算進行替代療法。」

「這樣呀……」掛川醫師兩眉之間的皺紋更深地瞇著兩眼說道。
「那麼，請趁今天做照護申請。」
「咦？」
「就是照護申請。」
「照護是嗎？」
「是的。請問您要去治療的地方，醫師是有執照的嗎？」掛川醫師語氣轉為冷淡。
「我想他有醫師執照。因為對方是醫師。」
「那麼，要請您向他提出照護申請的要求。」
「請問是什麼意思？」
「因為等到您行動不便時才想要申請會很麻煩，所以建議現在先申請比較好。」
「身體會逐漸動不了……的意思是？」
「因為癌症還在您體內不斷發展，總有一天會變成那樣的。」掛川醫師斷然說道。
「怎麼這樣說……」
「我再多說一點的話，就是您的那個原發癌會越來越大。到時候，視它的所在位置而定，基本上它會侵入、轉移至胸膜。那時將會變得非常疼痛。」掛川醫師刻意強調「疼痛」兩個字。我不假思索地伸手摸著左胸。
「然後，癌細胞會轉移到整個肺部，屆時，您會經常嚴重地不停咳嗽。」
「咳嗽會……」

「咳出來的痰的顏色應該會開始混著血液。就是血痰。」

「血……」

「然後，肺裡的淋巴結會開始腫大，進而壓迫到聲帶，那時您會無法發出聲音。可能只能發出很微弱的聲音。」

「……」

「接著就是氣管的開闔閥無法順利運作，一喝水就會嗆進氣管。也就是，水分會跑錯地方，進到氣管裡。一旦發生這種情況，可能也會出現呼吸困難。」

「……」

「如此一來，您的身體會變得很沉重，想要坐起來都會變得很困難，就只能癱瘓在床。」

「……」

「而當您癱瘓在床，要申請照護服務就會面臨困難。所以，趁現在趕快申請比較好。」掛川醫師由下而上看著我的臉，語帶威脅地說。

過程中，我完全說不出話來。我一點也不想聽這些話。我又沒有拜託他跟我說，他卻逕自說個不停。於是，我只能沉默以對。掛川醫師完全沒有停下來的意思。

「如果您不打算在本院接受治療，我們不會再為您做診療與追蹤。這一切請您在自己決定的醫院進行。」

我重新整理心情。

這對我來說是一個挑戰。這個人居然對我提出挑戰。好，我要接受挑戰，然後迎戰。存活率三成是嗎？我一定要活下來給你看！

我大膽地訕笑起來。

「好啊！這段時間，深受您照顧。掛川醫師，我一定會治好癌症。讓癌症乾乾淨淨地消失，等我痊癒時，會再來向您問好。敬請期待。」

我站起身來，伸手硬拉過掛川醫師的手來握，然後大搖大擺走出診間。

一定要做給你看。要做給你看。到時候，我一定要讓那個傢伙驚訝地說不出話來。要當面說些讓他喪膽的話。誰叫你今天對我口出威脅？是因為我拒絕給你治療就發怒？我才不會輸給你呢！絕對不輸給你！這場戰鬥，我絕對不可能會輸！

我在心中盡情大罵，大搖大擺地走出醫院。

15 總算來了，疼痛

自從跟掛川醫師見完面那天起，我的身體狀況明顯地變得越來越怪。於是，腦海裡再度響起掛川醫師的聲音。

「胸部會開始非常疼痛。」

「咳嗽會變得停不下來。」

「痰跟血液混在一起。」

「連水都喝不了。」

「身體變得沉重。」

「癱瘓在床。」

哇——你給我閉嘴！

回過神來，腦袋已經完全被掛川醫師的聲音給占據。我大力搖頭，試圖把掛川醫師趕出腦袋，但他那緊皺著眉頭的表情，卻在腦海中再度出現。

我完全被掛川醫師的話糾纏住。

不久後，我在研修課程講課時，居然開始頻繁咳嗽。喉嚨裡的痰黏得化不開來。

被他說中了嗎？一股不安感向我襲來。

在那之後的某一天，我養了十一年的狗去世了。從夏天起，牠的身體狀況就不太好，因為狀況持續太久，妻子帶牠去動物醫院看診，沒想到當天晚上牠就死了。

我們接到醫院通知趕到醫院時，一抱到牠，眼淚就掉了下來。我好喜歡牠的臉、牠的聲音、牠的樣子。真是捨不得啊！但是眼前的牠再也不會動。明明身體還有體溫的，卻不可思議地在表現出生命能量已經完全散去的狀態，毫無生氣。

「牠會不會是代替我死去了呢……」我不斷掉著淚地自言自語說道。

「或許是吧。」妻子雙眼望著地板。

如果我死了，應該也是這般光景吧……我緊抱著牠的屍體，眼前卻浮現我自己的屍體。不，我不要死。怎麼可以死！我立刻搖頭，想要消去這樣的想法，但是想像中，我那張慘白著、毫無生氣的臉卻越來越清晰。

十一月二十八日，大約下午三點時，我的左胸開始微微刺痛，就是那個原發癌的位置。我立刻開始做色彩呼吸法，暫時止住了疼痛。

從那時起，我每晚都會盜汗。有時候，一個晚上要換上三套睡衣，我也常因為大量盜汗而醒來。就在那時候，左胸有癌細胞的地方突然一陣刺痛。

疼痛一瞬間變得很強烈，痛得完全吸不到空氣。

這疼痛應該就是因為癌症而起的疼痛。難道癌細胞長到胸膜去了嗎？就像掛川醫師說的那樣嗎？癌細胞越來越擴散了嗎？

「癱瘓在床。」我想起掛川醫師難看的臉色。

疼痛越來越強烈，刺痛感越來越激烈。

我想起年輕時，有一次練習拳擊，被對手一拳打在臉上，意識當下也跟著飛走，那個時候也沒有這麼痛過。就連身體被擊中、肋骨斷掉時，也不曾這麼痛。

現在的疼痛，就像有一根生鏽的五吋釘每隔一秒就槌打進身體一次。但是，我連一次都無法忍受。

我趕忙吃下藥物，但這次可以用這個藥止痛，萬一藥效一過，「那個」就會又開始了吧？接下來會一直需要吃止痛藥嗎？每天每天，永遠都要持續服用嗎？當真？就算我不願意，現在想這些也沒有用。總之，先睡吧！

我把那件濕透了的睡衣換下來，再一次鑽進被窩裡。

隔天，我重回請假一週的公司上班。

在通勤電車中，我想起昨晚的激烈疼痛。昨天真是太慘了。昨晚做不到的深呼吸，我現在卻大口呼吸著。隨著胸部大幅度隆起，新鮮空氣一下子就進到肺裡來。不痛耶，真是幸福。毫無疼痛地呼吸空氣，是多麼幸福的一件事啊！

陽光從電車車窗灑落進來。那溫暖的能量緩緩滲透進我的臉、我的手。我從未曾注意過，原來世界是這麼燦爛。光只是呼吸就令人感到無比幸福。

光是活著，就非常足夠。呼吸居然就令人如此雀躍。光是活著就是「奇蹟」。只要能活著，就非常美好。

不知從何時開始，我因為疼痛與不安不能繼續工作。很快地，我再也無法努力工作。我完全離開了公司。

16 真正重要的事

胸部刺痛已成了日常。因為氣管腫脹，總感覺胸部有異物感而胸悶。喉嚨也腫脹著，只要說超過三句話，就會被痰卡住，然後開始咳嗽。現在只能用手勢表達想法。一旦胸部深處的痰往外排出時，就會突然開始咳不停。時序進入十二月，原本的痰開始混著血絲。
我完全沒有應對之策。
我現在所做的治療是立川醫院的療法與漢方療法，但還想要再追加一個療法。我在網路上查詢資料後，發現一種用手部撫觸療法的網站似乎是專門做癌症治療的。雖然有點疑慮，但沒效的話停止就好。總之要馬上採取行動，於是我立刻在線上預約。
十二月九日，我去拜訪那位癌症專門治療師。治療師約六十多歲，是位看來相當嚴肅的白髮男性。
「我姓山中。」老人一點也不友善地自我介紹著。
開始治療時，我對他說明自己的現況：九月時確診為肺癌四期、最近原發癌的部位開始出現激烈的疼痛、一開始咳嗽就停不下來等等。然後，我把最想問他的問題說出口。
「您治得好嗎？」
「我不知道。我曾經治好過癌症患者，但是死掉的人也很多。」
「嗯……」
「請趴在這裡。」山中先生手指著診療床。我隨後躺了上去。
山中先生把手輕輕放在我的薦椎上。過一會兒，他開口說道：
「轉身仰躺。」
我遵照指示，翻過身去仰躺。山中先生的手像是要碰觸到我的胸部般移動著。我微微睜開眼看，山中先生閉著眼像是在冥想般，把手放在我的胸口。
他的手停下，手指碰觸到我的胸部。那裡正是我感到刺痛的地方。更令人不可思議的是，疼痛在慢慢消失。

「您怎麼知道的？」一個小時的療程結束後，我向山中先生詢問。

「因為我的手指頭有刺刺地感覺。」他直白地說。

「我想要跟您預約下次療程。」因為我確定有效，所以想要馬上跟他預約下次。

「預約嗎？我最近預約很滿，下次要到二十一日。」山中先生像是不想做生意般地直接回答。要等這麼久啊……我回過神來，馬上預約了二十一日。

「再下次呢？」

「要二十八日。」

「那就麻煩您了。」

與癌症奮鬥的工具又多了一個。

十二月十五日，為了泡溫泉與去寺廟祈求健康，我跟妻子兩人搭電車前往日光一日遊。在電車中，我喝著茶，跟妻子隨意地聊著。除了窗外景色，眼前有微笑著的妻子，我感到非常幸福。以前的我究竟在汲汲營營著什麼呢？明明幸福就在眼前呀！

十二月的日光非常寒冷。幸好我聽從妻子的叮嚀，出門前多穿了好幾件衣服。事實總是證明，妻子說的話很有參考價值。但是，頑固的我至今卻幾乎不曾聽進妻子的建議。或許也因此罹癌也說不定。出了車站，冷冽空氣從兩頰撫過。萬里晴空就像心情一樣高昂。

我們夫妻倆漫步前往東照宮。沿路上，我邊張望著日光的街道，邊與妻子聊天。半路，我們走進一間蕎麥麵店，吃著豆皮蕎麥麵。渾身感覺好溫暖。

可能因為當天是平日，東照宮只有寥寥數人。知名的三猿「非禮勿看、非禮勿聽，非禮勿言」依舊以可愛模樣展示在東照宮建築上。

進到東照宮內，我們有默契地雙手合掌。

「請治好我的癌症。」

「請讓我能活得更長更久。」

回程電車中，我看著身旁累得熟睡的妻子臉龐，心裡想著：「能跟她結婚真是這輩子最好的選擇。什麼都不用做，只要兩個人在一起就感覺幸福。不論是胸部疼痛得要命，或是吐出血來，我都是幸福的。」

我身邊有好多人在。大家都很重視我。大家就是所有人。而那就表示會珍視我的人是「存在」的。有人為我「存在」。這該是多麼令人幸福的事啊！

我有親愛的妻子和孩子們；有親愛的父母、姊姊；有親愛的工作夥伴；拳擊道館的親愛夥伴，我有好多親愛的人們在身旁。

過了十二月中旬，隨著胸部疼痛加劇，吃Loxonins止痛藥的次數也越來越頻繁。雖然我盡量忍住不吃它，但如果硬是忍耐，體力會消耗得很快。

我去了一趟立川醫院詢問關於癌症的好轉反應。我想，如果各種治療發揮效果，癌症有所好轉時，或許就會出現類似好轉反應的徵兆。或是說，如果能感覺到那個徵兆，我的心情也就能安定下來。

「不知道。」醫師冷淡地回答。

這位醫師該不會根本就不觀察患者，也不治療病人吧！這麼說來，每次針灸結束，看診時間根本連三分鐘都沒有，大概都是在一分鐘內結束。他說的話根本不足以用來參考。

「醫師，癌症常常令我疼痛。痛的時候，只要吃止痛藥就可以了嗎？」提出這個問題時，我已經吃止痛藥一陣子，現在問只是為了確認。

「那可不行。西醫通常會讓病人感覺不到疼痛，但是……」醫師開始批判西醫。但我明明痛得快要死掉。直到醫師一股腦兒地批判完西醫後，才看著我的眼睛說道：「癌症並不會疼痛。」

「不，可是真的會很痛耶！」

「以我的治療經驗來看，癌症是不會疼痛的。」

「那麼，我現在算什麼？」

「這我不清楚。」

這樣根本就沒有回答我。在飲食療法跟免疫神經針灸治療上，這裡或許是專業，但是，對於癌症疼痛與應對，根本不值得信賴！

這樣一來，我又只能靠自己解決了。連我前幾天遇到的山中先生都比這邊的醫師還要更理解疼痛。

十二月下旬一到，我演變成只要大口吸氣，胸口就會疼痛不堪。喉嚨腫痛、聲音開始變得沙啞，就像老牌歌星森進一那樣，只能發出耳語般模糊的聲音。我已經記不得自己原本的聲音。妻子看我的模樣，開始每天為我準備蜂蜜蘿蔔汁。據說那對喉嚨很有幫助。

我每天晚上睡覺都會盜汗，總要換上三次睡衣。咳嗽時，吐出混著血液的痰已經非常稀鬆平常。

某日，我回到久未踏入的拳擊道館。真部會長以及以往我的學生們都擔心地跟我說話。

「沒問題的，我一定會康復。」雖然我都會這樣笑著回答，但那沙啞的聲音，連我都覺得自己很可憐。

一聽到我沙啞的氣音，大家都會露出訝異的表情。

「我們相信刀根先生一定會好起來的，一定會的。」

拳擊選手們都是個性溫和的好夥伴。

道館裡的每個人都精神奕奕。他們賣力地捶打著沙袋與拳擊球、跳著繩。兩兩相對，互相練習。這樣的光景是幾個月前，我每天所處的世界。但是，對現在的我來說，這已經是遙不可及。

看著選手跟練習生們躍動著身體，我的淚水無可控制地掉了下來。

我再也不能像這樣活動我的身體。

一個人待在家時，一不留意，掛川醫師的聲音就會在耳邊響起。

「胸部會開始非常疼痛，咳嗽會變得停不下來。」

「痰跟血液混在一起。」

「連水都喝不了。」

「身體變得沉重。」

「癱瘓在床。」

我的背後隨時都站著死神。

「你的努力都將成泡影。你死定了！」

「我不想死！我絕對不能死！」

「一旦得癌症，每個人都會死！你還是放棄掙扎吧！」

「我才不要放棄！我要抵抗到最後一秒。這場戰鬥，我只有贏，沒有輸。」

我無意識地跟死神對話著。

二〇一六年的除夕，我，還活著。

因為身體變得非常虛弱，於是家裡的大掃除就交給孩子們，我負責整理所有照片資料。我打算要從二〇〇二年到二〇〇三年間的家庭照片中，選出喜歡的照片編輯成幻燈片播放。兩個兒子現在已經是大學生，那個時候還好小，在照片中天真無邪地笑著。我跟妻子兩人看起來也好年輕。

如果要問我，人生有沒有後悔的事。我想我應該要更加疼愛我的妻子。更加努力、加倍地、數以千萬倍地愛她才對。看著照片中笑得燦爛的妻子，我不自覺地掉下眼淚。

真的很感謝妳，願意跟我一起生活，陪伴我許多時光，真的打心底感謝妳。

17 將要陷落時

二〇一七年終於到來。

我一定要好好度過這一年。今年只能越來越好。我要從癌症存活下來。只要能治癒癌症，道路自然會開展。我的身體啊！一切都拜託你了。

過年時，跟家人一起回老家。父母親非常擔心我的身體狀況。我極盡努力，讓自己表現得很開朗。

「沒問題。我一定會痊癒的。」我啞著聲音笑著說。

「你都吃些什麼？」母親問我。

「這次都以蔬菜為主。你們就照舊吃年節料理吧！我有帶自己的食物回來。」妻子特地為正在執行飲食限制的我，準備了以蔬菜為主的保溫便當。

大學三年級的長子從箱子裡拿出小提琴。他從高中時就加入弦樂團。母親曾經彈過烏克麗麗，因此我一直想要聽他們兩人合奏一曲。

午餐後，我開口向兒子以及母親提出要求。

「你們兩人可以合奏給我聽嗎？」

「當然好啊！」

母親把樂譜遞給兒子看，他不怎麼熟練地開始彈奏起〈紅蜻蜓〉跟〈晚霞滿天〉等童謠。接著，母親搭著兒子的提琴聲開始彈奏烏克麗麗並跟著唱起歌來。

說不定明年我已離開人世。這般光景，我將再也無福看見。那時的我，應該已經變成相片裡的人物，被裝飾在佛壇上。我一想到這兒，眼眶瞬間熱了起來。

今天回老家，能聽到母親跟兒子的合奏，真是太好了。為了不讓人發現，我偷偷擦掉了眼淚。

等我們回到家後，兒子跟我說：

「爸爸，等你痊癒，我們再一起去吃好吃的。那時，你想要吃什麼？」

我又快要掉下眼淚。最近這段期間，我變得莫名愛哭。

回到家後，胸部疼痛變得很強烈，連講話聲音都發不出來，只剩下虛弱的氣音。

而且，身體感覺到的病症，有的出現，有的卻消失，有一進一退的感覺。雖然胸部依舊刺痛難耐，但那次接受山中先生的治療後，反而舒服了一段時間。我其實很希望能常去找山中先生做治療，但可惜的是，山中先生的預約總是很滿，完全無法如我所願。於是我不由得幻想著，如果我是大富翁，一定要花大錢雇用他，讓他每天花好幾個小時幫我治療。

一月下旬，有一天我突然發現脖子左側有一顆米粒大的突起物。

這是什麼呢？那是左邊脖子下方的淋巴結。

我緊張地趕快上網查詢。據說，當癌細胞轉移到淋巴系統，該部位常會出現突起物，稱為魏耳孝氏結節。

難道癌細胞又轉移了嗎？

但是，我記得某本書曾經提到：「癌細胞轉移是原發癌的最後掙扎，當癌細胞想要逃開就會開始轉移。」

這應該就是身體正在往治癒方向前進的證據。因此，我變得積極正面。幾天後，我試著詢問飲食療法醫師的看法。

「我這邊好像長了個突起物……」

「對，確實有。」醫師觸摸我的頸部後這樣說。
「我記得我曾經在書上讀到，這是因為原發癌想要逃走的最後掙扎……」
然後，他完全不留情面冷冷地說：「根本沒那回事。癌細胞轉移就是轉移了。」
真希望醫師說話時能再多顧慮我的心情。

過沒多久，這次變成左邊的屁股開始感到疼痛。一坐到硬椅子就感到左邊的坐骨疼痛。我安慰自己是因為變瘦後，屁股沒什麼肉的關係。
但是很快地，我連坐電車及公車的座墊時也會感到激烈的疼痛。在家中也變得再也坐不住，只好買了有厚底座墊的椅子來坐。

時序進入二月時，我開始變得呼吸困難。尤其是在充滿蒸氣的浴室，我更是待不住。這難道是由於肺部容量變小的緣故嗎？除此之外，身體也時常感到沉重。
不，這絕對是好轉反應。癌細胞要消失時，反而會給身體帶來負擔，這肯定沒錯。因為，我明明就做了很多大家都說可以治癒癌症的療法呀！怎麼可能會是癌症變得更嚴重了呢？我再度安慰自己。
然後，左腳的髖關節處也變得疼痛。一旦站起來，加上體重後，更是疼痛難耐。這到底是為什麼？莫非是關節炎？我的身體狀況絕對是變得越來越好了才對。
但是，我現在連站在電車中都變得非常痛苦。只要把重心放在左腳，我就痛得不得了。偏偏在這時候，整個車廂裡就是沒有空位。

真希望有人能讓座給我啊！

雖然我是個肺癌患者，但外表看來跟一般人無異。而且幾個月前我還在打拳擊，所以或許在別人眼中，我就只是個健康的瘦子。因此，即使這樣的我站在博愛座前，也沒有人會讓座給我。

真希望我身上有個寫著「我是癌症患者，體力虛弱」的標誌。之後我才知道，紅十字會有個「需要照護標誌」可供人索取使用。

後來，我變得只要站在電車裡，髖關節就痛，如果是坐著，坐骨就會痛。「我只能忍耐。沒問題的，你所做的這些治療肯定已經出現效果。」我立刻否定那個示弱的自己。

當我環視電車內的人們，有個奇妙心情出現。我發現，坐在我眼前的這個人不但相當肥胖，臉色也不太好。

但這個人接下來也還是能平凡過日子吧。他能活在這世界上的時間還是跟一般人一樣長吧。跟他們相比，我恐怕沒有多久時間可以活了。

只要被負面情緒抓住，我立刻就陷入無底深淵之中。

為什麼是我啊？我既不抽菸，也不喝酒。平常除了很注意飲食，運動量肯定比眼前這個大叔多了許多啊！我明明熱愛工作，打起拳擊來也很樂在其中。我根本就不是過著被壓力消耗的日子啊！老天怎麼這麼不公平啊！為什麼不是這個大叔，而是我啊？

大叔的旁邊，有個老人正打著瞌睡。

真是厲害啊！他活到了這個歲數啊。

我以前老是想著，如果只是長壽根本沒有意義，只不過是活得比較久而已，人應該要思考「如何活」才對。以前的我把這些聽來高人一等的想法當真了。

事實上，只要能活著，這件事本身就已經非常了不起。最起碼，比我還要厲害呀！我不自覺地對打瞌睡的老人投以尊敬的眼神，並且在心中悄悄對他說。你好厲害啊！真是令人佩服。能夠活到這個歲數，真是個了不起的人。

今天，大三的長子說要去買面試時穿的西裝，於是，我、妻子跟他三個人一起出門去購物中心。在西裝賣場，兒子跟妻子走在前頭。我看著他們兩人的背影，不禁想著：真想看那孩子穿著西裝去上班的模樣！但我無法看到他成為上班族。

看著他們的背影，我眼眶濕潤地發著呆。不，不能消沉，要有信心。沒問題的，一定可以看得到。

為了轉換心情，我拿起小說閱讀，卻發現讀不進一個字。既然讀不下去，就來打電動。我按下已經許久沒開啟的遊戲機電源後，突然感到頭痛欲裂、手腳冰冷、一直盜汗。

以我現在的情況，無論是疼痛或是身體狀況都比平常人要來得敏感，只要有一丁點疼痛，就會懷疑癌症是否更加惡化，因而感到焦慮不安。下一秒就會立刻無可控制地陷入負面情緒，一旦察覺，就又馬上激勵自己。總之，癌症經常盤據我的心，為了消除因此而生的恐懼與不安，我每天都拚了命地在身上尋找好轉的徵兆。「今天這裡比較不痛，今天呼吸起來很輕鬆，今天髖關節比較不痛」等等。像這樣，讓自己相信癌症真的在好轉。

我很多慮又容易情緒暴走，所以特地去百圓商店買了經文，打算開始抄經。抄寫經文時，只要心無旁騖地專注於抄寫〈般若心經〉就好。

我想，只要把心思集中在寫經，腦袋就不會胡思亂想。這樣一來，就能從癌症的恐懼中解脫，心也能靜下來。我想，這就是所謂的正念。我整個人變得很輕鬆，可是，只要一抄完經，不一會兒，就又會墮入被癌症占據身心的狀態。

某日，我收到拳擊界知名的 Joe 小泉寄來的禮物。他是國外拳擊賽事的解說員，在日本拳擊界享有活字典的稱號，打從高中時代起，我就非常尊敬他。自從我成為拳擊教練後，曾經多次跟他在比賽場合碰過面。前一陣子，我寫了封郵件，告訴他自己罹癌的消息。

一打開包裹，映入眼簾的是治療癌症的相關書籍與穆罕默德・阿里（Muhammad Ai-Haj）的紀念T恤。對於與他不算深交的我來說，這禮物真的太貴重。

簡短的信上寫著「請加油」三個字，讓我流下了眼淚。

最近我發現，自己的身體狀況變得越來越糟，只要走幾步路就像是快要斷氣般難受。站著時髖關節疼痛；坐著時則是坐骨疼痛。這樣下去不太妙，因此我打算來試試看吃大量營養補充品。就決定每天開始喝一瓶諾麗果果汁。

總之先嘗試個兩個禮拜。只要每天連續喝，應該會產生效果。雖然所費不貲，但也不能對自己小氣。這可是攸關性命之事啊！

然而，兩個禮拜過去，每天喝的諾麗果果汁卻完全沒有出現成效。

每個月的治療費加上營養補充品的花費接近三十萬日圓（大約七萬新臺幣）。這下要不是我先沒命，就是存款先見底，根本就是一場懦夫賽局※。

到了三月，左邊的坐骨神經痛到連坐都坐不住，只能站著。但事實上，我連站著也會感到疼痛，真是不知該如何是好。

走在路上，行人一一超越我而行。我走不快，走一下就氣喘不已。呼吸變得短淺、辛苦已是家常便飯。我甚至再也想不起順暢呼吸究竟是什麼狀況。也經常出現血痰。只要一咳嗽，吐出來的痰必定混著鮮血。

我再也無法深呼吸，連打呵欠都變得奢侈，甚至也無法平躺。一平躺下來，就感覺到肺被絞住而無法呼吸。一想要把氣吸深一點，就感覺肺整個被勒住而更想要咳嗽。

身體也變得很沉重、很疲倦，再也無法像平常一樣輕易地站著活動身體。

我喜歡看的電視劇《精靈守護者》（守り人シリーズ）在三月完結。預告說，最終篇會在十一月時播放。

「開什麼玩笑，十一月……我根本不可能看得到！」一瞬間，我冒出這樣的想法。但又馬上安慰自己沒問題，一定能看到。只要一察覺到自己的負面想法，我會馬上又安慰自己。

※註：賽局理論中，參賽兩方對峙而形成僵局的情況稱為「懦夫賽局」（Chicken Game）或「囚徒困局」（Prisoner's Dilemma）。

我讀了很多本翡翠小太郎、阿部敏郎※等寫的勵志書籍。

沒錯，現在發生的事都是最好的安排。所有發生的事一定都是好事。所以，罹患癌症、肺癌四期，對我來說一定都是好事。

我這樣跟自己說，但同時卻又懷疑肺癌四期，對我來說真的是最好的安排嗎？

於是，我決定試試看尿療法，就是喝自己的尿。尿療法認為，尿液是記錄著身體狀態的最佳資訊來源。據說，藉由尿液把最佳資訊喝入體內，身體會自動修復並改善錯誤的部分。在網路上查看，發現有不少實際的疾病案例因為尿療法而獲得改善。而且據說，晨間第一泡尿是最好的。

我把黃色溫暖的液體靠近嘴巴，一股獨特的尿味衝入鼻腔。

現在可不是舉棋不定的時候，喝吧！

於是我掐著鼻子，硬是喝下了尿液。溫暖的液體流入嘴巴裡，味道很奇怪。

反正只要能治好癌症，不管是尿也好糞也好，我都會吞下去的。

18 標靶藥與吸引力法則

到了三月下旬，我與手部撫觸療法的山中先生已經很熟悉。

最一開始覺得山中先生很難相處的感覺已經消失，他開始親切地跟我分享自己曾經歷的各種事件，以及能改善癌症與飲食方法。

「我建議你吃甲殼素，因為它具有將體內化學物質排出體外的功效，買那種便宜的樣品來吃就好。」

「有機鍺能活化細胞，可以讓人精神飽滿。這個產品是其他癌症病人推薦我吃的。」

「檸檬酸只要放進礦泉水裡喝就好。檸檬酸在體內會變成鹼性，癌細胞最怕鹼性。」

「最好不要練氣功。我聽說過有很多人因為練氣功而造成癌細胞在體內暴走。還有，那個說癌細胞要用熱來殺光的，就是那個叫做溫熱療法的東西，最好不要做。我認識幾個因為溫熱療法而造成癌症惡化的人。」

「以前我曾經幫忙做過放射線療法的人做療癒，結果有段時間我的手失去了療癒能力。因此，現在我絕對不幫做過放療的人做療癒。」

雖然以上這些只是山中先生個人的經驗談，卻讓我知道了重要的事。另外，山中先生也跟我說，關於癌症治療最新藥物、分子標靶藥物的事。

「醫師跟我說，我無法做分子標靶藥物治療。」

「原來如此。聽說那個非常有效，真是可惜。」

「是啊。艾瑞莎膜衣錠也不能用。」

「醫師真的這樣說？」

「對。因為我的ＥＧＦＲ基因是陰性的，所以不能使用。」

※註：皆為日本知名心靈勵志書籍作者。

「你現在才不能使用艾瑞莎膜衣錠喔！」

「為什麼？」

「現在的新藥是妥復克。你的醫院真奇怪。艾瑞莎膜衣錠已經是舊藥了呀！」

「這樣啊？」

「而且聽說，就算艾瑞莎膜衣錠行不通，有些人卻可能是適合妥復克的。」

「真的嗎？」

「對，我認識那樣的人。」

「哇！」

「其他呢？」

「我覺得我也不能用ＡＬＫ標靶治療。因為從上次檢查至今，都已經過了兩個半月，醫院完全沒有跟我連絡。」

「原來如此，因為ＡＬＫ很稀少。如果適用，那根本就是奇蹟了。不過，還有其他分子標靶藥物。除了妥復克，還有得舒緩膜衣錠等。」

「原來有這麼多藥可以用啊！」

「沒錯。我想你還是找時間到對的地方好好查詢一下比較好。感覺上，那家醫院真的不值得信賴。」

「我也是這麼想。」

我原本真不知道，原來有那麼多種分子標靶藥物。要不是我罹患癌症，還真不知道世界的其他面向，不過，不知道也是正常的，最起碼醫院得要能好好告知病人資訊才對。比方說，得要跟病患說有哪些選項，以及可以使用哪些藥物，而不是什麼都不說，只是單方面地跟病患說，你只能有這個選擇。這樣病患也只能乖乖聽話，不是嗎？在這樣的情況下，患者為了要存活下去，就必須具備能獲知正確且最新資訊的能力。我們真的不能太信任醫院。因此，重要的是，病患要能跟醫院平等對話，以取得最新的資訊。病患一旦在無知的情況下，成為藥物臨床試驗的對象，被當作實驗動物，那真的是太倒楣了。

剛好那個時候，我的左膝蓋已經無法施力，可能是在歷經半年的飲食限制後，造成葡萄糖胺與膠原蛋白不足所導致的吧！我這樣安慰自己。

髖關節的狀況也越來越惡化，我再也走不快。加上因為疼痛，我沒辦法讓腳在地上施力，當然也就沒辦法實在地站立。那天，我前往漢方診所看診，當我從地底下的銀座站往地面上走，有一段階梯爬起來相當吃力。我只能扶著樓梯把手一階階往上緩慢地走，而且如果中途不稍做休息，就會喘不過氣來。

我也感覺到喉頭變緊。就如同掛川醫師所說的那樣，一喝水就嗆進氣管。必須要在確認前一口完全吞下後，才能再喝下一口。

最近還會發生突然間莫名感到氣管塞住而無法呼吸的狀況，尤其是睡著後。每當被驚醒後，我會坐起身，把手放在胸口，試圖讓心情安定，等待著氣管自然打開。只要放鬆心情，氣管通氣後，就可以再度入睡。

有時候會感覺到一股緊繃感從喉嚨深處慢慢湧上來，空氣的通道逐漸變得狹窄。遇到這樣的情況時，就得集中精神，讓氣息能暢通。總之，我現在的狀況是連呼吸都很費力。

我認為自己每天都在谷底，因此也看見非得在谷底才能窺見的光景。一直以來，我都自認是憑藉一己之力開展人生的，但是到了谷底才發現錯了。我並不是孤單一人的。我有家人、有朋友、有一起努力的夥伴。原來一直以來，都有許多人在身旁守護著我的。然而我卻未曾察覺，還堅信這一切都是靠我自己努力來的，真是丟臉極了。我發現，完全無法察覺旁人心意的我，真是太過渺小。

以為自己很強大，但事實並非如此。我其實很弱，而且一旦遇事就馬上變得懦弱，立刻陷入負面情緒中。

我之所以會誤認為自己很堅強，其實是為了隱藏本身的懦弱而硬裝出來的虛像。為了隱藏這個虛象，耗費能量極力地去強化它。不論是講師、心理學或是拳擊，這些都只是因為我無法面對懦弱的自己而緊抓著的虛像。我忘了虛象只是用來守護懦弱自己的盔甲，卻誤以為自己很強大。說到底，我只是以虛象活著的愚者。說不定，也因此招來了癌症。

我從未有所學習。無論是工作、講師或是拳擊上都是。這一生，我沒有學到什麼呢？就是愛，我從來沒有學著去愛，直到罹患癌症才發現。人生有很多可能性，做什麼都好、什麼都做得到。無論你做什麼、結果如何都不重要。真正重要的是，在過程中，你學會愛自己了嗎？以及你懂得去愛身邊的人了嗎？，生命的答案只有這個，就只有這個。

我試著找出突破困境的方法。為了活下去，我要奮力一搏。

我買了好幾本與「吸引力法則」相關的書籍。我要把「治癒癌症」這個狀態吸引過來。於是我把這些書反覆讀了好幾遍。書裡寫著「要有明確的意圖」。

我有明確的意圖呀！「我會痊癒。絕對會康復。這場戰鬥，我絕對不能輸。我只能讓自己痊癒。」——我一直抱持這樣的想法，應該擁有強烈意圖才是。但身體狀況卻不斷惡化。這到底是怎麼回事呢？意圖還不夠強烈嗎？所以我應該要有更強烈的意圖才行。

到了四月，打從掛川醫師宣布我罹癌，至今已經過了七個月。我又活了七個月。癌症還沒治好。昨晚，胸部有沉重感、非常難受，但只要坐起身，就會比較舒服。負面想法總是會把心困住，尤其是黎明將至時最為嚴重。但是我相信自己，我相信自己有能力超越難關。

只是，我真的會被命運逼進深淵嗎？雖然這樣的狀況會是人生中非常重要的經驗，但說實在的非常辛苦。我真的能撐下去嗎？我很想找人吐苦水，卻無人可說。或許沒有可以傾訴心情的人也好，畢竟這樣就不會讓妻子跟家人過度操心，也不需要費心多說什麼。

到了四月，我的拳擊學生長嶺選手與前日本冠軍的土屋選手一起來看我。我們先約在車站碰面，然後到星巴克咖啡廳去聊天。長嶺選手在我休息的這段時間裡，連續擊敗強敵，目前排名日本第一。而土屋選手則是在一個月前還是日本第一，是拳擊界的名人。他們倆人很關心我的病況，於是問我：

「刀根先生，身體狀況如何？」

「還好還好。」

「你變瘦了呢！」

「對啊。體重少了九公斤左右。現在是最輕量級的。我不需要靠減重就自然成為最輕量級的了。」我用沙啞的聲音說完，馬上就開始咳嗽。吐出來的痰混雜著血液。

「你還好嗎？」

「沒問題的。我會康復的。我非常確信自己一定會康復。你們都聽說過吸引力法則嗎？」我想立刻跟他們說明。

「沒有，不清楚。」長嶺選手回答。

「其實，眼前的桌子或是杯子全部都是基本粒子所組成的。」

「基本粒子嗎？」土屋選手一臉不可置信地望著杯子。

「沒錯。就是基本粒子。如果用一個能看見極小物質的顯微鏡來看這個杯子，最後會看到原子，如果倍數再調高一些，就會看到更小的基本粒子了。」

「感覺以前自然課上有學過。」認真的長嶺選手這樣說。

「然後，如果仔細看，會發現各基本粒子間並不是緊靠在一起的，而是保持著距離。所以，所謂的物質是充滿空隙的。這在量子力學上是常識。」

「有空隙嗎？」兩人一臉不可思議地望著杯子。

「沒錯。有趣的是，基本粒子可能出現也可能消失。瞬間出現又瞬間消失。所以如果從這個觀點來觀察，這個杯子可能根本不存在。」

「什麼？」

「因為，基本粒子會反映觀察者的意念。如果觀察者想要某物出現眼前，某物就會出現。如果想要某物消失，那麼某物就會消失。」

「也就是說，我們的這個身體跟杯子同樣都是基本粒子所組成。因此，只要擁有自己的意圖，身體的基本粒子也會跟從那個意圖呈現出來。所以，如果我堅信自己會痊癒，結果就會痊癒。也就是打開身體基因開關的意思。」

「原來還是要靠念力啊！」兩人都點頭道。

「就是如此。最後，因為基本粒子的世界是由所有人所組成的，所以就會把符合自己意圖的事吸引而來。這就是所謂的吸引力法則，跟我想的一樣。」

「原來如此。這麼說來，這場癌症戰爭，結果只會勝利。」土屋選手眼神帶著鬥志，堅定地說著。

「沒錯。絕對不允許失敗。所以我要懷抱著必勝的強烈意圖。因為只能戰勝。」

他們兩人道別時跟我說：「刀根先生，我覺得你一定會痊癒的。」

是的。絕對會痊癒。除此之外，別無選擇。

19 死亡的覺悟

幾天後的四月十二日。我跟妻子前往新宿御苑賞花。

我們轉乘電車在新宿御苑前站下車。從地下走往地面上的階梯，過程令人痛苦難耐，才走短短一百公尺，整個人氣喘吁吁，像是要斷氣。所幸，妻子在我身旁。她牽著我的手，溫柔地引導我。

眼前開滿了櫻花。「現在」「當下」的生命光輝與喜悅充滿了全身。
我曾經多次以為，自己看不到今年的櫻花盛開。但我來了，也看到了。
粉紅盛開的櫻花像是在祝福著我。
同樣的地方，我明年還要來。我要再來新宿御苑賞櫻。我看著妻子的側臉，在心裡暗暗發誓。

賞櫻數天後的某日早晨，我在棉被中咳得厲害。
胸腔發出令人厭惡的聲音。然後，瞬間全身出現像是被利刃狂刺般的疼痛感。
我動彈不得。全身像是石化般無法活動。
這下糟了。到底發生什麼事了？該不會是咳嗽得太厲害，肋骨斷了吧？
我身體狂冒著汗，在棉被裡躺了約一小時，終於可以稍稍活動身體。可是，當我一改變姿勢，胸腔的疼痛感又出現。我從藥箱裡拿出止痛藥，含到口中數十分鐘後，終於可以活動身體。
從那次起，除非有事，我大多躺在床上。
胸口宛如有塊鐵板壓住，我變得難以呼吸，根本無法大口吸氣。
而且，胸腔裡出現了異物感，感覺像是有個不明物體在胸腔裡滾來滾去。原本肺部像顆氣球，應該要很輕盈的。但是，我卻開始感到肺部裡有個密度高、沉重的塊狀物黏住。只要我一活動身體，那個塊狀物好像也跟著一起移動，而且明顯感覺到，有個不知名物體在那裡悄悄成長著。
我想把它取出來，想開刀把它取出來，想吐出來，但是我卻束手無策。異物感一天天越來越強烈。
真奇怪，我明明想著自己一定會痊癒啊！

某天，從立川醫院回診歸家的途中，我買了漫畫《進擊的巨人》第二十二集。故事發展來到大轉折。閱讀期間，我忘了癌症，興味盎然地讀著書，這是久違的感覺。故事接下來會如何發展呢？下一集是八月出版。別開玩笑了，那時我還活著嗎？我毫無自信。

到了五月，三個拳擊學生擔心地來看我。

「刀根先生，您還好嗎？身體狀況如何？」

「沒問題的。我會痊癒的，請別擔心。」我笑著回答。

一旦開始說話，咳嗽跟痰全都來攪局，停都停不了。三個學生只能在一旁，擔心地望著咳得非常難受的我。

「我相信吸引力法則。」

我又開始跟他們說起吸引力法則。感覺上，吸引力法則或許會是我的最後手段。跟他們說著話，不知不覺間，我竟用光了面紙盒裡的面紙。其中一個學生毫不遲疑地就從口袋拿出面紙讓我用。

「謝謝。」

面紙上的血痰是鮮紅色的。望著桌上成堆的染紅面紙團，學生們不發一語，又或許是無話可說。

某日，宅配員送來我購買的營養補充品。

「謝謝你。辛苦了。」我啞著聲音在玄關簽收。

「請在這裡簽收。」宅配先生遞給我紙跟筆。

我拿著筆開始簽名。刀……咦？我停下了筆。根，該怎麼寫？

「木」的旁邊是什麼？完全想不起來。奇怪，寫了幾十年的字，現在居然想不起來。

「請等一下。」我為了不讓他發現，趕快抬頭看我家門牌靠這樣才把木的右邊寫好。可能是因為我邊想邊寫，「根」這個字被我寫得像是第一次學寫字的小學生一般，比例看來很奇怪。

「謝謝你。」宅配員拿走簽收單，快步離去。我木然的想著，現在我連自己的名字都寫不出來了！

為什麼？到底怎麼了？

又過了一陣子，我居然連平假名都想不起來。我會一下子想不起來「く」這個字該在哪裡轉彎，記不得「き」這個字哪撇要比較長。因為每個字都要花時間想好久，從那之後，我再也不寫字了。因為我不敢面對連字都忘了怎麼寫的自己。

甚至連手機打字也變得很遲緩。手指的活動與文字的連結感消失了。終於，我變得像樹懶一樣，所有動作都變得遲緩。

五月下旬，一陣激烈咳嗽過後，我閃到了腰。無論是想要站起來時，或是走路時，都得要扶著東西才能維持平衡，而且緩慢地走三十公尺就會氣喘吁吁。髖關節經常感到疼痛，明明沒有坐著，坐骨也隱隱刺痛。胸腔中經常有刺痛感，現在別說深呼吸，連打呵欠都做不到，只能淺淺呼吸著。想要發出聲音，聲帶旁就會漏氣，呼吸也很困難。而且，因為只能說出單字，手勢就變多了起來。

去銀座漢方診所看診時，從地下鐵走到地面上的那段路，變得更加困難、辛苦。我只能扶著把手，搖搖晃晃爬著樓梯，中途還得休息好幾次，好不容易走到地面上，還得花幾分鐘調整呼吸，然後才能繼續往前走。或許，我再也不可能爬樓梯了。我懦弱了起來。

突然間氣管閉塞，呼吸變得困難的次數越來越多。血痰狀況變得更加嚴重，痰中不僅混著鮮血，還吐出了紅黑色血塊。

右手變得麻痺。指尖也經常感覺到麻痺。右手明顯比左手還重，活動起來也很困難。究竟為什麼會變成這樣呢？我無意識地改成使用左手。

我因為肋骨疼痛再也無法仰躺，體重降至五十二公斤左右。跟之前相比，已經減少超過十公斤。我再也無法自由行走，無法爬樓梯，得搭電扶梯。加上因為身體變得很沉重，連起床都困難。這一切，都被掛川醫師說中了。

五月二十一日早上，右眼看上半部如有黑幕擋住，視線因而變得狹窄。我用左手輪流遮住兩眼，發現右眼的視線明顯變得怪異。

不，這只是我的胡思亂想，明天就會好轉。我內心動搖卻還試圖安慰著自己。但是，隔天起床還是看不清。應該說，狀況比前一天更糟。

我慌張地用手機查詢著。視線變狹窄，這是青光眼的症狀。

原來是青光眼啊！還好還好。我鬆了口氣。但是，同一段文字下方接著這樣寫著：

「腦部腫瘤也有可能出現相同症狀，請立刻前往醫院就診。」

腦部腫瘤？難道是癌細胞轉移到腦部了？不，絕對不可能。明天一定會恢復的。然而，結果並沒有好轉。

身體究竟發生了什麼事呢？我一定要趕快查一查才行。

雖然我並沒有做肺癌追蹤檢查，但是，我每三個月會做一次心臟或是循環系統的定期健康檢查。

於是，我跟主治醫師松井醫師說了這個狀況。

「醫師，我有個請求。」

「請說。」松井醫師眼神親切地說。

「其實我並沒有做肺癌追蹤檢查，之前我接受檢查的大學附屬醫院也叫我不要再去。」

「怎麼這樣？」

「從那之後已經過了半年，請問我可以在貴醫院接受肺部的電腦斷層檢查嗎？」

「當然沒問題。這是小事。」

「非常感謝您。」

幾天後，松井醫師看著電腦斷層影像這樣說。

「我們醫院有位影像診斷醫師，也就是專門查看影像的專科醫師。據他說……」

「是。」

「肺癌比之前要大上許多，很有可能已經轉移到肝臟。」

「也轉移到肝臟了嗎？」

「是的，診斷書上是這麼寫的。」

「但是，如果只是這樣還好，之前的醫師曾經威脅我說，有可能會轉移到腦部。」

「這裡也寫著腦部看起來不太對勁。」松井醫師降低聲調地說。

「也轉移到腦部了嗎？」
「是的。」
松井醫師將影像診斷書列印出來後交給我。
「這裡是專門的地方，我想你還是好好做一下檢查比較好。」

五月下旬的某日，我把兩個兒子都叫到身邊來。
「如你們所知的，爸爸是肺癌四期。一年內的存活率是三成，現在已經過了九個月。雖然我很努力想要活下去，但是到冬天時，我很有可能已經不在人世間。」
兒子們看著我的眼睛。
「爸爸死後，媽媽就交給你們了。你們兩個要好好幫媽媽的忙。」他們兩人像是做好心理準備般，什麼都沒有說地點了點頭。
沒多久，妻子採買回家。
「我想要跟妳說說我死後的事。如果我死了，每個月你們約可以領十五萬日圓的保險金。孩子們再過幾年就會出社會工作，妳再辛苦撐一下。如果真的撐不下去，也可以把房子賣了。只要找個租金便宜的房子住，應該可以過得下去。至於孩子們的學費，在我死後，會有一筆兩百萬日圓的死亡保險金，應該夠用。喪禮也需要花錢，請選最便宜的就好。」
「好，我了解了。但是……」
妻子低下了頭。

「你不要丟下我。我不想自己一個人。」說著哭了起來。

「對不起。」我也流下了淚。

20 悲傷呀！你好

六月二日，我與朋友沙織見面。沙織是我去年參加寺山心一翁老師「微笑工作坊」認識的夥伴。她也深受癌症所苦，在尋找治療癌症方法的過程中，跟一位靈性教練梯谷幸司先生學習一種他獨自研發的諮詢方法。未來可能會出現一位因此成功抗癌的人。

「我想要練習諮詢方法。需要跟一位真的癌症患者對話。阿根，你能做我的個案嗎？」

「沒問題喔！」我爽快地答應。我對這種諮詢方法也感興趣。

這種諮詢方法的根本觀念在於，情緒與臟器是密切相關的。這個想法跟漢方醫學相同。如果我們沒有察覺或是忽視某些特定情緒時，就會為身體帶來壓力。而這些長時間累積的負面情緒就會使臟器細胞產生問題，最終引起疾病。其中，癌症是最嚴重的疾病。

一到咖啡廳坐下後，沙織問道：「你覺得自己為什麼會得癌症呢？」

「可能是憤怒……」我把在銀座對佐良醫師說的話再重複一遍。

「怎麼樣的憤怒呢？」

「對社會不滿、對政治不滿等等，我也不知道為什麼，自己對那些事總是很容易生氣。真搞不懂自己在幹嘛？」

「原來如此。但是，憤怒據說只會影響肝臟，可是你得的是肺癌，對吧？」

「那麼，肺又代表哪種情緒呢？」

「是悲傷。」

「悲傷？」這麼說來，我又聽到跟佐良醫師同樣的說法。

悲傷呀……我毫無頭緒。每次從電視或是報紙上得知政治或是時勢消息時，我總是感到憤怒、感到忿忿不平。

「真奇怪，居然是悲傷呀！」

「那麼，你對身邊的人是否感到憤怒呢？」

「有，應該是我父親。」

「令尊呀！願意跟我說說關於令尊的事嗎？」沙織低頭看著問題單。

父親曾經是當今世界知名汽車公司的員工，當年是公司裡最年輕的展售分店店長。後來，他離開汽車公司，跳槽到世界知名的綜合電機製造商工作，但是，跳槽的身分並不影響他在公司內部的升遷，之後他成為分公司經理，甚至是總公司高階管理階層。正是在公司裡與組織裡的成功人士。

「你對令尊有沒有什麼隱藏的情緒呢？」沙織問。

「這樣說來，應該是我曾經對他感到憤怒吧！」

沒錯。我從來沒有叛逆期。我隱藏了憤怒。

「為什麼感到憤怒呢？」

「或許我一直都希望父親能無條件認可我吧。因為他總是對我有很多要求。老是說，如果你能做到這樣，或是如果你能來這裡的話等等。他的讚美從來都是有條件的。他要不是挑剔我就是嫌棄我。」

現在想來，我知道父親也是這樣逼著自己往成功邁進的。或許他也用同樣方式對待他的孩子，希望我成龍成鳳。幸好，我後來成為一個認真工作且努力的人，或許我也因此在工作上得到許多讚許。

「聽起來，令尊是個嚴格的人。」

「對，非常嚴格。我完全不記得他曾經稱讚過我。」

「你希望他讚美你嗎？」

「可能也有這樣的心情。」

「那麼，我要問下一題。你曾經抗拒過令尊什麼？」

「抗拒嗎……這麼說來，我總是盡量與他保持距離，絕不靠近。也因此，我絕不說出真心話。」

「為什麼要保持距離呢？又為什麼不說真心話呢？」

「因為會受傷呀！」

「原來如此。」

「首先，記憶中，我完全不記得他曾接納過我所說的任何事。他總是否定我、嫌棄我、挑惕我的不足，令人受傷。如果明知會受傷，不是應該要離遠一點才對嗎?這樣就不會出現不好的情緒。總之，要達到父親的標準非常困難，跟他在一起就是不斷地被嫌棄而已。」

「那，有沒有你想為他做卻還沒做的事呢？」

「有，我還沒跟他說『我愛你』吧！」

「你愛令尊嗎？」

「我可能愛他，但自己也不那麼確定。」

「那麼，你覺得有什麼事是不能做，卻還是做了的呢？」

「應該是不跟他說話，與他保持距離這件事吧！」

「你覺得有非得要跟令尊說，卻還沒說的話嗎？」

「應該是謝謝吧！」

「你還是想感謝他呀？」

「雖然我心裡感謝他，卻說不出口。該怎麼說呢？應該是一直沒碰到適合的機會。因為不論如何，就是因為有父親才會有今天的我，而且他所教導的一切，在我的人生中都很受用。但是，我就是無法跟他道謝，也不想說。」

沙織又把眼光放到問題單上。

「跟令尊的互動中，你放棄了什麼？」

「跟他靠近吧！」

「跟令尊互動時，你有忍耐著不做什麼嗎？」

「跟他親密互動吧！」

「原來你是想要跟他有親密互動的呀！」

「我想要能多跟他說說話，卻做不到。」

「在令尊的標準中，有哪些事是他經常對你指指點點的？」

「我經常被他說，『要多忍耐、要多努力、要更認真』，以及他也常要我『配合他人、為對方做的事要超乎他的期待』『集合時間前十五分鐘就要先抵達，如果做不到，將無法在公司中生存』，其他還說過『要像個男子漢、絕不可以哭泣』。這些都已經內化了。」

其實還有很多我沒說出口的，諸如「做事要周到、要做好、要勤勞、盡量不要犯錯、要細心、不給別人帶來困擾、一定要守信、要做最大的努力、要好好讀書、絕對不能依靠他人」等等，我想起這已然內化的父親如山般的守則。

「令尊在在告誡你的這些該做或是絕不該做的準則，有哪些是現在你仍舊遵守著的呢？」

「應該是完美主義吧！」

「你怎麼看待那樣的自己呢？」

「很苦呀！完美根本不可能，卻總是這樣要求自己。所以，我感覺總是在自我嫌棄。」

沒錯，絕對不能失敗、絕對不能犯錯、絕對不能輸。當然，也絕對不能哭泣、要做就要做到完美。這就是我。曾經的我。

「原來如此……真是辛苦呀！」

「嗯，是啊！」

「你有沒有跟令尊提過這些事呢？」

「什麼事？」

「就是感覺辛苦，不喜歡這樣。」

「我怎麼可能說出口啊！」

「那，你現在說說看。」

「什麼？在這裡嗎？」
「是當著令尊的面，好好跟他說你的心情。」
我全身僵硬。光只是想像就讓人緊張到渾身發熱。
「沒錯。我希望你能直接對他說。把內心的情緒想法當面跟對方說出來很重要。反正就是把你內在的情緒全都說出來。如此一來，造成疾病根源的能量就會從內在排出。」
必須直接跟父親說這一切，放掉這些內在情緒。
這怎麼可能！絕對不想說，也絕對不能說。
「而且，這個也必須說出口。」
「什麼？」
「跟令尊說『為了要前進，我原諒你』。」
別鬧了！我絕對做不到。
「這是功課喔！」沙織微笑著。
「好。」雖然我是這樣回答，但是卻一點也不想照著做。
回程電車上，我邊看著窗外流動的景色，邊回想沙織所說的話。就這樣，從內心深處湧現了好多好多想法。
為什麼我想起那麼多關於父親的事呢？
為什麼不是母親，而是父親呢？
為什麼我這麼在意父親呢？

這些靈光一現的想法如飄在雲間般。

原來是這樣啊，我一直希望父親能愛我呀！

我察覺到了憤怒底下的悲傷。原來憤怒是為了不讓我感到悲傷而出現的煙霧彈。

孩提時代的我，原來是這麼努力著想要得到父親的愛。極盡努力著。我想要父親的愛。只是那麼單純地想要他愛我。我多麼希望父親只要跟我說一句「我愛你」「最喜歡你」「你只要做你自己就好。」

正因為如此，正因為想要獲得父親的愛，我勉強著自己、墊高了腳、奮力地想要讓自己成為另外一個人，另一個可以得到父親的愛的人。但是，無論我如何努力，總是只得到嫌棄，終於有一天，我放棄了追求父親的愛。

我把那個「糟糕的自己」「懦弱、害怕的自己」「不夠好的自己」「不完整的自己」「怯懦的自己」通通趕到內心的一個小角落，用蓋子蓋起來，假裝從來沒有那個我。是我讓自己不再感覺。是我跟自己說，那些都不是我。我應該要更強壯。我要變得更了不起。

我要靠自己獨自活下去，再也不要聽那個人的話，也絕對不要成為那樣的父親。

我努力把父親從我心中趕走，為了不再感到自己的懦弱，我讓自己變得憤怒、強撐出一個看來自信滿滿的自己。

我練拳擊格鬥技、飽讀心理學相關書籍、在工作上汲汲營營以獲取各種評價與成就。我永遠是戰勝者、優越者，要永遠占上風。

沙織說了，累積在肺這個臟器的情緒是悲傷。

正是如此，我是如此悲傷呀！

21 完敗，然後

六月六日，我拿著委託立川醫院醫師所開立的介紹信，與妻子兩人前往東大醫院的呼吸胸腔科。不是內科，是外科。我們去拜訪浜田醫師。

浜田醫師看著癌細胞轉移的全白肺部電腦斷層影像這樣說道：

「看來已經轉移得很嚴重了。跟九個月前相比，這個轉移速度非常快。」

「轉移得很快嗎？」

那麼，我之前的努力算什麼呢？不，一定還有救的，應該可以逆轉疾病。

「現在已經有其他新藥核准使用了。我們醫院的基因階段研究也仍在進行中。沒問題的。未來是有光的。」

哇！有光？光是聽到這樣，我精神就來了。

「我的專業是外科，但我可以介紹值得信賴的呼吸胸腔科醫師給你。」

「好，麻煩您了。」

「如果有我可以幫上忙的地方，盡量來找我。」

真是個好醫師呀！

回家後，可能是因為診斷結果太驚人，也可能是身體太過疲倦，我就這樣倒在客廳裡。

「會不會根本就沒救了呢？」

我被這樣的想法困住了。絕望感團團包裹住我。我覺得眼淚就快要流出來，於是不假思索地轉身跟身邊的長子說：

「我啊，一直覺得自己很強，其實根本就不是。我很弱，我超級懦弱的。」

長子為了體貼我，小心翼翼地說：「我一直都知道喔！」

「這樣啊！」原來只有我自己不知道。

「但是……」長子繼續說道。

「我覺得，人唯有在承認自己的軟弱，接納那樣的自己後，才有可能變強。」

他完全超越我了，我不自覺地這麼想。

兩天後的六月八日。我跟妻子再度前往東大醫院。

「我是井上醫師。請多指教。」

這位醫師大約三十多歲，說話明確、對話中會顧慮到病患與家人的感受，是給人好感度頗高的醫師。

「我是在去年九月一日發現癌症，當時已經是四期，做了很多調查後，我放棄化療，採用各種替代醫療努力至今。」

「這我知道，我也讀了相關報告。」

立川醫院的醫師在介紹書上，似乎清楚說明了我目前為止的狀況。我跟那位醫師互動雖然不佳，但真感謝他的細心。

「好，關於電腦斷層影像的結果……」

井上醫師邊看著電腦斷層影像邊說：「你的肺癌變得更嚴重了。」

我跟妻子四目相接。原本左胸的原發癌，在影像上變得非常巨大。

「癌細胞的大小是三公分×四公分，變得相當大。另外，在身體的其他地方也有多個同樣大小的癌細胞。」

難怪我會感到胸腔裡有異物感。我用手比了一下大小。原來已經發展到用單手比劃不出的尺寸了。

「再加上，以前沒那麼明顯的右肺裡，也有數不清的、小小轉移的癌細胞。現在已經是多發轉移性肺腫瘤的狀態。」

去年的電腦斷層影像中右胸全黑，現在則是出現了像滿天星般的許多小小白點。

「左肺內部的淋巴結也變大了，而且轉移到了左邊頸部。」

確實，我自己觸摸左邊脖子也能摸到硬硬的腫塊。井上醫師點開下一張影像，那是肝臟的影像。

「而且，癌細胞也已經轉移到肝臟了。」

影像中的肝臟顏色很深。

「您是說連肝臟也……」

「是的。現在它還不會要你的命，但是……」

「但是……」

「問題在腦部，以及這裡。」井上醫師用筆指了指腦部的電腦斷層影像。

「這個顏色淺白的部分有水腫，在左腦，也就是左眼上方深處。」
「水腫？」
「對不起，沒說清楚。這個地方腫起來了。依大小來看，可以推測是相當大的腫瘤。」
「然後呢？」
「因為水腫大小超過五公分，所以可以推測腫瘤應該約是三公分，只要再做進一步檢查，或許會發現癌細胞已經轉移到腦部。」
「……」
「腦部是重要部位。如果腫瘤已經長得這麼大，建議現在就要住院，否則會有危險。有可能會突然變得手腳都不能動，最糟的情況是可能出現呼吸停止的症狀等。」
呼吸停止？
可是我不想住院啊！即使你突然這樣說，我也不想……
可能是井上醫師察覺到我的心情，他立刻小心翼翼卻清楚地說：
「現在的危急程度是，假如現場有一百位醫師，這一百位醫師都會勸你住院的。」
狀況已經這麼糟糕了嗎？
「請認真考慮立刻住院。」
我暫時離開去做血液檢查，在三十分鐘後結果出來前，我得要決定下一步。
走出診間，我抬頭望向候診室的天花板。
妻子坐在我身旁沉默不語。

我們兩人就這樣默默等待著。

「看來，非得住院不可了。」我小聲細語著。

「嗯，是啊！」妻子也小聲應答著。

然後，兩人又沉默無語。

已經到盡頭了。

呼——

我已經盡力了，盡了一切努力，所有能嘗試的全都試過了。我的人生從未如此這般努力過，根本就是用命拚盡一切。但是，仍然徒勞無功，根本是完敗。

完完全全被擊潰，完全被KO了。

接下來，我再也沒有可以努力的事了。零。一丁點也沒有了。

就在這個時候，眼前突然一片光亮，呼吸變得微弱。宛若從壓力鍋般的高密度壓縮空間中一下子釋放出來，來到空無一物的輕盈空間。我被一陣輕盈感包覆。

好吧！就放棄抵抗吧！

我再也不試圖掌控了！

全都交託出去吧！把一切都交託出去。

現在除了把自己交託出去，別無他法。

我整個人軟綿綿地，宛如水母一般，毫無力氣。

「你還好嗎？」妻子擔心地問道。

界裡。

「嗯，還好。」

不知為何，我有一種神清氣爽的感覺，似乎從原本的那個世界完全超脫到了另一個全然不同的世界裡。

我跟井上醫師說我要住院時，他像是鬆了一口氣地說：「我們會馬上為您做腦部的放射線治療。現在必須要先檢查身體其他部位，確認其他部位是否也有腫瘤細胞存在。一般會以腫瘤大小決定治療方法。總之，我們先做腦部的治療，大約需要兩週的時間。之後，要依肺部狀況才能決定出院的時間。由於現在還沒有床位，需要等待，所以請您先回家準備，以便隨時來住院。一有床位，我們就會立刻通知您。」

接著，我們就從醫院回家了。一回到家，我立刻倒在客廳地板上，那股奇妙的解放感跟爽快感仍舊持續著。

究竟是怎麼一回事呢？

是拚盡全力後的爽快感嗎？還是再也不需要做任何努力的解放感？總之就是渾身舒暢。

難道是因為我放手把「自己」交託給另一個世界了嗎？

為什麼另一個世界讓人這麼心情愉快呢？

今天以前，我總是緊抓著自己的作法、心情、恐懼、人生。我把自己緊緊握著。現在放手了，也因此感到無比輕鬆。

超越自我這個微小存在的另一邊，原來是這般令人感到清爽。莫非這就是所謂的大存有嗎？祂就是那個名為「美好」的存有嗎？而這就是所謂的把自己交託出去嗎？

我再也不做任何事；再也不動腦思考；再也不汲汲營營地努力。接下來，要殺要剮，我都接受。宇宙的大存有呀！請祢任意帶我前行吧。我會帶著笑容接受一切安排。

嘴角就這樣自然地浮現笑容。

「接下來只要享受喔！爸爸。」在一旁的長子這樣說著。

沒錯，除了享受，沒有其他。

雖然我不知道人生會把我帶到何種境界去，但我知道我能享受。即使去日無多，我仍會徹底享受剩下的時光。

現在回想起來，我已記不得自己當初究竟為何而戰了？

原來不奮鬥竟是如此輕鬆呀！

過去的我，在這一刻已經死去。

22 靈魂計劃

決定住院的六月八日夜晚，我在臉書上發文。

關於我罹患肺癌四期的事，身邊的人幾乎完全不知情。當初只告知身邊親密的人而已。因為我不希望有人在聽到我宣布生病消息時，露出一臉「這傢伙就快要死了」的表情看著我。

原本打算痊癒時再跟大家宣布「其實我之前得了肺癌四期，但我抗癌成功了。」

然而現在看來沒有機會了，我正在無底的絕望深淵中。

去年，在寺山老師微笑工作坊中認識的某位朋友，一月時已經離世。明明十月一起去爬山時，她還那麼精神飽滿，沒想到十一月就發現癌細胞轉移腦部，十二月住院接受放射線治療，一月底時就再也連絡不上了。

我無法忘記曾經在Ｌｉｎｅ上跟她的對話。

「這個群組，對我來說是一道光。」

「我總是不禁想，或許我人生已經到盡頭了。」

「我相信我們大家都能抗癌成功的。」

……我們的對話就到此為止。大約兩週後，我從某個朋友那裡得知她已經去了新世界的消息。

為什麼她要自我放棄呢！一旦放棄就完蛋了呀！但想起了自己的病況與她相同，或許也會像她一樣，癌細胞轉移到腦部後，可能就沒機會活著離開醫院。

對於至今仍不知道我生病的人來說，如果突然接到我的死亡通知，那就太對不起他們了。最起碼，現在我得要跟他們說我的實際狀況。

「我有事想跟你們說。

去年九月一日，我發現自己罹患肺癌，而且一發現就是四期。

當時最新的藥都無法發揮療效，所以醫師告知，我只能採用傳統的化學藥物療法，但是我不願意接受化療，因此改採用以飲食療法為主的替代療法。

自那之後，我一直覺得身體狀況還不錯，孰料最近突然感到呼吸困難，上個月回診做電腦斷層掃描，結果在腦部發現了癌細胞。

據醫師所說，肺癌的狀況雖然加劇，但比肺癌更迫切的是腦部腫瘤，必須立刻做放射線療法。

我想，最快下週就會在東大醫院住院接受治療。

本來是打算在痊癒後再跟大家報告，但看來要花一段時間才能痊癒了，所以才想在治療途中跟大家報告。

突然這樣說，想必大家都嚇了一跳。但是，接下來才是我發揮本領的時候，請期待我的逆轉勝。

我決定不再採取與癌症對抗的方式，畢竟癌症也是我身體的一部分。只要達成目的，我相信它就會消失。」

發文後，瞬間就湧入一大堆留言。甚至連久未連絡的朋友都熱烈回應我。

「刀根老師，這消息真是太令人震驚。我是因為您才習得心理學這項技能，現在我得以成為諮商師，都是託您的福。請您務必要康復。等您出院，我們再約見面。」

「現在除了祈禱您能痊癒之外，我也會祈求老天能讓您的心意氣都維持在最佳狀態，以迎向考驗。

期待您的好消息。」

「請不要勉強自己，如果真的太難受，請不要有罣礙地跟我說。我們都是老朋友了，我一定會隨時支持你。」

然後，我看到寺山老師的留言。

「謝謝您跟我們說。這次是人生難得的機會。希望您能發揮本領。腦部長腫瘤，應該是膿汙染了血液與長期的壓力所致。請您好好發揮至今累積的本領，真心地感覺到療癒。請記得，癌症是會痊癒的疾病。以現代醫學來說，這不是難治的疾病。要治癒它，非常簡單，端看您能不能讓頭腦中變成空無，並且接納一切。祈求您能抗病成功。寺山心一翁。」

留言數超過了一百則。我想都沒想過，居然有這麼多人關心著我，完全出乎意料。看著每一個留言，我彷彿可以看見對方的臉龐。而且不知為何，每個人都是帶著笑臉。我讀著留言，不自覺地合掌感謝。

我至今只想著要一個人面對這一切，我非得獨自與癌症奮戰。但，我究竟在堅持什麼呢？我在想，如果我能早一點示弱就好了、如果我能早一點說出「我好苦」就好了。這樣的自尊真是毫無用處。好面子到底為我帶來什麼？丟掉自尊吧！我得要更做回自己。

一回過神來，發現電子信箱裡有一封來信。

「我想跟你見面。最近是否有空呢？」

那封信來自藤子小姐，她是我一位超過二十年未見的朋友。

我隔天剛好要去中野的健保協會申請住院用的「限度額適用認定証」，於是便馬上回信給她。

「我確定時間後就跟妳聯絡。」

「請務必跟我聯絡。我把癌症看做是殊勝的禮物。我沒有打算安慰你。但是我想知道，你為什麼會選擇癌症？我想靠近你，想與奇蹟見面。我認為，醫師或是療癒師無法治療疾病。因為疾病有其意義。我想要幫助你接收來自靈魂的訊息。」

隔天，二〇一七年六月九日，我到中野的健保協會完成申請手續後，立刻到車站的票口處與藤子小姐會合。

二十四年前，我在潛能開發講座認識她，當時她全身穿著黑衣黑褲，眼神銳利與言詞犀利，那震懾人心的感覺令人印象深刻。在她婚後，我們就只見過一次面。之後我們都在臉書上互動。

「刀根先生！」

邊揮著手邊朝我走來的她與二十年前並無二異。只是她看來已經不同以往的犀利，取而代之的是，以粉紅、白色洋裝為基調的溫和柔軟樣貌。

我們一進咖啡廳坐好，藤子小姐立刻開口說道：

「讀著刀根先生的文字，我想到我自己。」

她直直看進我的眼睛說：「你，就是我……」

聽到她這麼說的瞬間，我胸口深處有一股暖流湧上來，眼淚一滴滴落下來。

「你一直很想哭吧！」她用慈母般的眼神看著我。

我的眼淚如潰堤般流不停，宛如迷途的孩子終於找到母親時，在母親懷中安心號哭著。我再也不在意他人眼光，使盡全力哭泣著。

等我情緒稍微穩定，藤子小姐開口說道：

「你知道發生什麼事了嗎？你明白嗎？」

怎麼回事，不就癌症四期嗎？

「不，我並不是很理解，但……」

藤子小姐看著我的眼，認真地盯了好久才說：

「這件事是大師級的事喔？」

「大師？」

「沒錯。如果不是這樣，根本不可能發生。你想想，你一檢查就是四期，又因為轉移腦部而住院等等，這些事。」

藤子小姐說，在所謂靈性的世界裡，靈魂為了成長，會為自己選擇各種課題，其中難度最高、最為困難的就是大師等級。

原來是因為這樣，這一路才會困難重重呀……

藤子小姐像是要轉換語氣般緩緩說道：「這一切都是你自己決定、自己引起的喔！」

我自己決定、自己引起的嗎？

該不會這就是所謂的「靈魂計劃」？

據說「靈魂」帶著人生的藍圖而來。今生我們所遭遇的重大事件或與重要人們的相遇等，一切都是我們出生前就計畫好的。這麼說來，我的肺癌四期就是我的計畫。

瞬間，腦海中，目前為止所有發生的事都能連結在一起。

為什麼我突然得了肺癌四期。

為什麼我已經拚盡全力應對，卻無功而返。

這一切的一切，都是因為肺癌四期是我的靈魂計畫呀。

在下一個瞬間，我聽見內心深處的聲音。

「因為這是你原本就計畫好的，怎麼可能無法超越？我是不會做出無法超越的計畫的。」

後來與藤子小姐道別時，她這樣跟我說：

「謝謝你今天願意見我。我認識一位療癒師河野先生，他住在伊勢，是一位真正的療癒師喔！」

「原來有真正的療癒師呀！」

「是的。偶爾他也會來東京。等你出院後可以試試看。我覺得他非常棒，而且我相信你會需要的。」

「謝謝妳。出院後，我會去找他。」

但在那時，我腦袋裡完全沒有自己能出院的畫面。

23 悲傷呀！再見

隔天的六月十日，是我與母親約好見面的日子。

沙織小姐之前給的作業，我一直放在心裡。但是，我真的不想要跟父親說話，一點也不想告訴他實話。然而這次我住院後，有可能再也出不了院，一旦住院，未來如何，誰也無法掌握。或許，再也沒有與父親促膝長談的機會。

從中野回家的那天晚上，我打了個電話回老家。

「明天我想邀請爸爸也一起來。」

「你等一下。」

腳步聲漸遠，不一會兒又聽見腳步聲。

「爸爸說，他明天也會一起去喔！」

「謝謝。」

我邀請長子跟我一起去赴約，因為想把握身為父親與他相處的時光。這麼一來，我虛弱不堪的樣貌、最見不得人的樣貌、最真實的樣貌全都得毫無遮掩地展現，而這是現在的我能為他做到的最後一件事。

六月十日當天，我跟長子兩人一起來到約定的咖啡廳。

「你還好嗎？」母親的白髮因為擔心而增多了。

「你瘦了。」父親也擔心地望著我。

「謝謝你們今天來到這裡。我想要趁住院前，把心裡話都說出來，想說給爸爸聽。」

父親有些緊張地點點頭。

「其實，我之前去做過心理諮詢，諮詢師建議我把內心的情感都揭露出來。等一下我要說的話，或許你們會想要反駁，或有想糾正的部分，但希望你們能忍耐地聽到最後。」

「了解了。」

「我覺得，自己從來沒有得到爸爸的認可，也不記得自己曾經被爸爸讚美過。」

「記憶中，我總是被命令要去做這個、做那個、那樣不行、這樣做也不夠好。我總是被嫌棄，老是感到非常難受。」

「原來是這樣。」

「但是，爸爸覺得那樣做對你才是最好的……」坐在一旁的母親，像是顧慮父親感受般地說道。

「我可以理解。但是今天重要的是，讓我把心情說出來，所以希望你們能聽到最後。」

於是，我接著說：「你們對我有很多限制與要求，我真的感覺很厭煩。去做這個、去做那個，不要那樣做、不要這樣做，你們總是這麼說著。」

兒時記憶越來越清晰。

「小學時，我最討厭把學校的通知書拿給爸爸看，因為爸爸一定會指責我說：『為什麼不好好讀書！這種成績將來不會有好工作可以做，你這個不行、那個也很糟糕……』我小時候的成績除了體育，其他都落在中下，拿通知書給爸爸看時，很像是死刑犯等候被處死的心情。」

父親沉默地聽著。一旁的母親則擔心地點著頭。

「直到現在，我還清楚記得小學一年級的暑假，因為沒有完成暑假作業，於是被罰不能看《無敵鐵金剛》最後一集。你說『先寫完功課再說』。你完全不聽我解釋。才只是短短的半小時呀，就半小時。我明明很拚命寫功課，但就是趕不上。看卡通是我每週所期待的，結果那次我沒能看到最後一集，真的是很哀傷。那個時候還沒有重播，所以我完全錯過了。過了四十年的現在，我還沒看到結局。這件事，我一生難忘，絕對忘不了。」

「真的對不起。」父親小聲說道。

「還有小六時，你們沒經過我同意，就把除了手塚治蟲以外的漫畫全都丟掉。那些是我慢慢存零用錢買的漫畫，就這樣全部被你們偷偷丟掉。有一天我回家發現漫畫全都不見了，只剩下空空的書架。我永遠忘不了那空無一物的書架。除此之外，你們還把電視藏到收納櫃裡。某天我放學回家，只看到電視櫃，卻不見電視機，你們都不知道我有多驚訝。還以為發生了什麼事。因為這樣，那些我愛看的電視節目，後續我都沒看到。無論是學校成績、劍道，我從來不記得你們有稱讚過我，一次都沒有。」

我一一說出內心深處那個幼小孩子的心聲。

為什麼父親不愛我呢？我真的有那麼糟糕嗎？

難道是因為我成績不好嗎？

還是我總是靜不下來呢？

莫非是因為我在學校老是被罵嗎？

還是我老是忘東忘西呢？

父親低著頭說話了。

「原來你這麼想要我稱讚你？但是，我也不記得我的爸爸曾經讚美過我……」

確實，我印象中的祖父也是相當嚴格。

「或許是時代造成的。但是，現在是說我的各種心情。我也是因為接受諮詢才察覺自己的狀態。我啊……」

突然，胸口深處有一股暖流湧上來，讓我說不出話來。

「我本來想要說『其實我最喜歡你了』。」

話才說出口，眼淚就掉了下來。

父親驚訝地抬頭望著我。

「你只要說一句話就好。我一直好想要聽到你說『你是讓我感到驕傲的兒子』。只要、只要這句話就好。」

我再也說不出話來。

我一直希望你能拍著我的頭說，很好很好。

一直好希望你能緊緊抱著我、讚美我、認可我。

因為……我就是最喜歡爸爸！

我想起那分天真無邪、最喜歡爸爸的心情了。

對，小時候的我，最喜歡爸爸了啊！

也因此，沒能得到爸爸的讚美或認可，讓我覺得好悲傷！

原本深埋在內心的心情，一下子如湧泉般噴發出來。

我淚流不止。因為嗚咽著，使得肺部感到呼吸困難。淚水讓我看不清父親的容顏。流進喉頭的淚水，堵住喉嚨讓我咳不停。一旁的長子把面紙遞給我。
「我只是，只是很想要聽你跟我說句『我愛你！做你自己就好喔！』」我支支吾吾地終於把內心的話一股腦兒地說了出去。
父親望著我的眼睛，接著說道：「我當然很愛你，這是無庸置疑的呀！完全不需要特地問我！即使現在也是……」
這次換父親語塞了。
「我多想要代替你生病呀，我一直這麼想……」
父親的雙眼紅了起來。這是我第一次見到父親的眼淚。母親也在一旁跟著掉淚。
原來如此啊！我一直是被愛著的。有一股暖流流進胸中。
父親紅著眼說道：「我一直都覺得你很棒，無論是工作也好，任何事都好。我真的覺得你很優秀。我總是跟你媽媽說，你很了不起喔！」
「原來是這樣呀……謝謝你們今天聽我說話，真的非常感謝。」
「我原諒爸爸。為了讓我能繼續往前走，我原諒你。」
我想，父親也會有想要反駁的事。他一定也有想要跟我說「你搞錯了」的那些事。然而，他什麼都沒有說。直到最後，他完全沒有反駁我。
他完全接納了那樣的我。

當我望著他與母親的背影，我感覺到有東西離開我的身體……

總覺得很沉重的、很痛苦的、疼痛的那種種感覺，全都離開了我的身體。

然後，有一股暖暖的東西流入清空出來的空間。胸部、身體呈現一種不可思議的輕盈。

難道這就是沙織小姐所說的，造成疾病原因的情緒，全都離開了我。

然後，我再度聽到內心深處的聲音。

「**我會痊癒。我只能康復。**」

24 過去世

與父母親見面後的當天晚上，又有郵件寄來。

「如果可以，明天想與您見個面。」

信件的寄件人名為惠子。她具有一般人所沒有的特殊能力。她能看見前世。

所謂的前世，是指今生以前的其他世。以前，我對靈性感興趣時，曾多次去找惠子小姐想要看自己的前世，於是我跟她約好在昨天跟父母親見面的咖啡廳。

「午安，身體狀況如何？」惠子小姐有點顧忌地詢問我。

我一直很信賴她。我跟她是在她具有特殊能力前就已經認識，因此對我來說，她的可信度非常高。

如她所說，當與某人說話，她會看出對方的服裝逐漸改變、臉龐也變得不同，然後下一個瞬間，她就能知道對方的好幾個前世。

當她突然發現自己有這方面的能力，還曾一度以為自己發瘋了。但是據說，現在她對這份能力已經操控自如。

幾乎沒有人知道她有這樣的能力，因為她不想張揚。當然，她並不依靠這項能力賺錢。

她能看到對方的前世影像，所以在敘述對方的前世時總是非常詳細。而關於衣服顏色、款式、穿戴的首飾、房子的模樣或街道樣貌，以及周圍人們的氣氛等等，這種種細節得要看著影像才能說得清楚。

另外，前世居住城市的大概樣貌、大略的時代背景、當時的政治狀況等，或是對方當時所從事的工作、曾經發生的事件、怎麼去世等等，她也全都會告訴對方。

據惠子小姐說，我的前世大約分成兩種類型。但是不知為何，幾乎都是男性。

其中一種人生類型是，我總是追逐金錢與女人，至死方休。

另一種類型則是，我總是作為政治或是宗教領袖活著。不過，由於我總是反體制的那一方，所以結局幾乎都是被捕後處死。

「刀根，你這一世的目標是要活很久，這應該是靈魂計畫好的。」

然後我跟惠子小姐提到昨天跟父親的對話過程。

「那真是太好了。」惠子小姐邊說邊壓著眼頭。

事實上，我跟父親並不是這一世才碰面，這個之前惠子小姐就跟我說過。

「刀根，你跟父親的關係很深呢！」

「該不會是靈魂伴侶之類的吧！」

「你至今的每一世都是被殺的。」

雖然早就明白，每次聽都還是感到不開心。

「而且都是你父親動手的。」

「啊？」

原來我跟父親是所謂的宿敵呀！這麼說來，我明白了，我非常能理解。

「你幾乎都選擇反體制的那一方。有時是違逆王政的盜賊、基督教的異教徒等等，幾乎都是這種。真是令人不解為什麼你老是要這樣選擇，總之，你總是在被捕後被處死，然後結束那一世。而且每次捕捉到你的人都是現在的父親喔！」

原來如此，所以我跟他才這麼水火不容啊！

「但是呀！令尊不是壞人。他是遵守社會秩序的人。他是為了社會和平而活的人。」

確實如此。從我孩提時代起，父親就經常要我適應社會，總是諄諄善誘地想要把我導向遵循體制。

「然而，你卻相反。你總是極力想要擺脫社會體制。不知為何，就是被反體制那邊吸引。而那正會讓社會秩序大亂。令尊就是那個被政府或教會指派來維持秩序的司令官。」

我突然了解父親的嚴格紀律所為何來。

「每次你被抓後，令尊都會不厭其煩地問你要不要改邪歸正。他其實一點也不想要殺你。可是，你總是冥頑不靈，每次都決絕地搖頭否定。他沒辦法，只好把你處以刑罰。最經典的是，十三世紀你當卡特里派修道士的那一世。」

據說，那一世的我是卡特里派這個基督教異端的完人。惠子小姐由於看見我具特徵的外貌，之後前往圖書館裡拚命調查資料才弄清楚我的背景。

所謂的完人，是將卡特里派思想體現於生活方式的人，那樣的人是遠離財富、物質及地位，過著極度禁慾、斯多葛生活的人。現在的我之所以受斯多葛生活方式的吸引，理由或許跟那一世有關。

然而，當時的基督教將卡特里派視為異端，派遣十字軍討伐，將異端者包含完人逼至無路可走，然後加以捕抓、處以刑罰，最後全數殺害殆盡。

據說，我是其中之一。我跟我的追隨者們一起逃亡到了裸露岩石的深山裡迷了路，很快地就被追兵捕獲。而追兵的司令官就是我這一世的父親。司令官看著我們說道：

「捨棄你們的教義吧！承認自己的錯誤！只要這麼做，我就會放你以及你的追隨者一條生路。」

而我堅決反對地說：「不。我沒錯。犯錯的是基督教。基督教已然墮落。你們的作為連神都不會原諒你們的。」

「別再多說，留著一條命吧！死了就什麼都沒有了。只要承認錯誤，就可以活下去。」

「不，絕對不認錯，也不能認錯，我相信神不會拋棄我的。」

那時，我覺得捨棄自己的教義是不可能的。

難道我能承認自己以往的作為與說法是錯誤的嗎？

如果我這麼做就等於背叛了誓死跟隨我的人們呀！

「沒有，我沒有錯。我是正確的。」

我怎麼能在這個時刻，因為怕死而跟大家道個歉就算了呢？

可是，如果我不認錯，所有人只有死路一條。

生命確實可貴，而我也曾公開地說自己不怕死，怎麼能在此關鍵時刻就退縮。對我來說，在這個時候推翻自己，承認錯誤比死還要恐怖。我不想承認自己有錯。

什麼都不重要，我要殉道。殉道後，就能進入神的國度。

我跟我的跟隨者們成了夥伴，一起接受火刑。

事已至此，什麼都不重要了。

與其說我是為了維護教義而殉道，不如說這一切都是為了內在的我執。

於是，我接受了火刑，跟所有追隨我的人們一起殉道。

我們被綑綁在木樁上，腳下堆滿的薪柴被火點燃。

由下而上的火焰燒灼著我的身體。

耳邊充斥著在我身邊一同受著火刑的追隨者們的淒厲叫聲。

這裡是地獄。而創造這個地獄的人是我。

熱得昏厥、身體焦黑、水蒸氣騰騰蒸發，變成焦炭的我。

據說，惠子小姐是我在那一世的妹妹，當時在現場緊盯著這一幕。

「你能跟父親互相理解，真是太好了呀！」惠子小姐邊說邊拿手帕拭淚。

昨日與父親的談話，應該消解了我與父親過去世的因緣。昨天與父親擁抱的感覺，已經不同以往，那些憎恨已然消失。

肺癌四期居然也療癒了我的過去世。

25 嶄新視野

我與藤子小姐見面當晚還發生了一件事。

「之前跟你提過的療癒師，聽說現在會來這裡。我會試著跟他聯絡看看，刀根你也試試看。他叫做河野修一。」

平常不可能有機會碰面的人，現在居然有機會見到他。莫非這就是生命之輪正在推動著我？我感覺自從我決定住院開始，這一切就開始流動，而我非得跟隨。

「謝謝妳。我會試著跟他聯絡。」

我在臉書上，從藤子小姐的朋友那裡找到河野先生，並且寫了封郵件給他。

「晚安，冒昧來信。我是透過藤子小姐的介紹才寫信給您。我現在的狀況是下週將要因為肺癌而住院接受放射線治療。在那之前，希望能與老師您見面。請問您是否有空呢？」

「刀根先生，您好。我剛剛收到藤子小姐的聯絡訊息。十二日中午我有空。」

「那麼，我會在那個時間到您所指定的地址與您見面。」

於是，與惠子小姐見面後的隔天十二日早上，我跟妻子兩人搭著地下鐵在都營三田線的白山車站下車，看著地圖前往約定地點。途中有一個一百公尺的連續上坡。我看著上坡嘆氣，這個坡道看來非常陡。我每走二十公尺就要休息一次。妻子總是溫柔地在一旁耐心等候。當我們爬過坡道後，進入約定地點的大樓中，沒想到，狹窄的樓梯也是得要走三階就休息一次。實在很辛苦。

到了相約地點，穿著咖啡色法蘭絨的河野先生已經在那兒等待著我們。

「您在身體欠佳的狀況下努力來到這裡，真是令人感動。爬樓梯，感覺還好嗎？」

「沒問題的。謝謝您。我是刀根，今天妻子也一同前來。」

「刀根太太也一起來了！那真是太好了。」河野先生開心地笑了。

接著，我簡單敘說一遍自己從發現癌症開始，到即將住院為止的一切經過。

「原來如此。真是辛苦您了。」河野先生認真地點頭說道。

「接下來，我所要說的話，對於您來說，或許是前所未聞，也難以接受的事。但是，我在開始做療癒之前，都必須跟個案做類似說明。」

「好的。當然沒問題。」

「首先，身與心是無法分割的，因此可以說，任何疾病都與心有很大的關係。生命是一體的，無法分開存在。我們人類並不像機器是由各部位零件所組成。當機器發生損壞，可以更換部分零件修理，然而人類身體的各部位是息息相關的，如果用對待機器的方式應對，一定會失敗而導致死亡。因此，無論任何疾病，一定會從全身最弱的部位開始出現症狀。以上是我的思考方式。」

「原來如此。以我的狀況來說，是肺部。」

河野先生微笑著點頭，然後說道：

「身體其實知道怎麼治癒自己喔！」

「知道治癒的方法？」

「對，沒錯。轉變成癌症的是你的細胞，是你的細胞產生變化成為了癌細胞。所以即使是癌症，那也是你喔！並不是從體外侵入的病毒、也不是異物進入身體，而是你本身的細胞變化而成。如果癌細胞是由你的細胞轉變而來，那麼只有你自己的細胞才知道如何復原。」

這麼說來，我想起寺山老師也說過「癌症並不是敵人。」

我笑著說：「雖然有所謂的抗癌，但我與癌症對抗的結果，可以說是失敗了。」

「是的。癌細胞就是你自己。與自己奮戰是不可能成功的，結果只會受傷而已。」

「正是如此。」我只能點頭如搗蒜。

「一旦在體內製造敵人，敵人將會越變越強。當人越是不想輸，敵人就會越強。」

我認為，自己體內的癌細胞一定也是處於這樣的狀態。癌症如果是我自己的分身。它肯定是意志頑強、奮力抵抗型的。自然無法輕易就能消除掉，絕對會為了存活而持續抵抗。

「世界上有很多人與疾病為敵，並把疾病視為是應該克服的對象。因此，一旦生病，幾乎所有人都把自己擺在犧牲者的立場，並陷入責問自己為何會生病，為何運氣那麼糟。」

我也曾是如此。我也抱著頭想過為何生病的是自己。但是現在已經理解到，這就是我的靈魂計畫。

「我認為，所有疾病都與生活習慣和心態有關。從疾病這個結果來看，人們多會想要站在犧牲者的立場，但是如果把疾病視為原因，多數情況下，病人仍舊不會察覺到自己才是加害者。」

「您是說，製造疾病的是病人自己，對嗎？」

「正是這個意思。當我們的身體有病有痛，我們自然會意識到有病痛之處。然而，接近病痛的做法只有兩種。一種是把病痛當作問題，然後與之對抗，並試圖除去病痛。另一種是意識到病痛，把病痛當作一個入口，試著聽見靈魂的聲音，為人生帶來療癒。前者是對身體局部以直接、線性的、二元的、分析的看待方式，而後者則是以整體的、球形的、多次元的、直觀的看待方式。」

「原來如此……整體的、球形的，真是了不起啊！」

「疼痛或疾病是為了讓人與真正自己有所連結而來的指引喔！疼痛或疾病能使人與靈魂有更深的連結，藉此機會，走上真正的人生道路。」

「是機會呀……」

這時，我突然想起，參加寺山老師的微笑工作坊時，我抽到的那張牌卡——the purpose 目的。或許，癌症是為了告訴我關於人生的目的而發生的。我彷彿對癌症有了些微改觀。

「重要的是，要能以整體觀點來看局部的現象，因此需要提高眼界。」

「提高眼界嗎？」

「舉例來說，請試著想像一個家。我們平常在一樓生活，從那裡的窗戶看不見遠處。如果周遭也蓋了房子，那麼舉目所見只有牆壁。然而，如果家裡，有電梯……」

我想像有一個電梯。

「搭著電梯到二樓，就能看見窗外稍遠一點的風景。」

原來如此，真的能看得遠一些。

「電梯一直往上，直到五樓。從那兒往外看，原本被其他房子遮蔽的景色，在眼前展開。再搭電梯往上，到十樓、二十樓、三十樓……一直往上。越往高處，越能看到更遠處。」

在一樓時看不見的景色，一下子在眼前展開，現在已經能看得到很遠處。甚至連富士山都能清楚看見。

「當我們情緒性地以混亂狹窄的眼光看待眼前發生的事件，那個狀態就像是在一樓所看見的狀態。如果試著換個眼光看待，上升到二樓時，稍微能看見更多問題的樣貌。等去到十樓時，就能清楚看見問題的更多面貌，也能看清形成問題的原因。然而，等我們一口氣抵達三十樓時，恐怕不再把問題看成是問題。一旦到了五十樓，或許就能看出，問題原本是自己為了成就自我所創造的。」

「原來如此。」

癌症果然是自己為了跨越障礙而由自己創造出來的。正因為如此，我更應該要跨越才是。我感覺自己已經能從五十樓的視野看到全貌了。

「我要說的已經到一個段落。我們馬上就開始吧！」

河野先生為了能專心療癒，請妻子先離開一小時的時間。

「請趴在這裡放鬆身體，睡著了也沒關係。」

河野先生邊微笑著說，邊把房間裡的光調成微暗狀態。

我可以感覺到河野先生觸摸著我的腳踝。觸感非常輕柔。我猜測著，他是用揉的還是按壓的呢？他的手法比山中先生的碰觸療法要來得輕盈。我想著想著，因為太過舒服，不知不覺間就睡著了。

「好。今天療程就到這裡。」

聽到河野先生的聲音，我睜開眼一看，居然已經過了一個小時。同時間，妻子也進到房間內來。待房間內的燈光恢復亮度，河野先生對我說道：「您辛苦了。我感覺您整個左側有能量堵塞住。」

「我的癌症原發位置確實在左側。」脖子的左側淋巴系統也有癌細胞轉移，髖關節與坐骨不適處也都是在左側。

「腦部腫瘤也是在左側嗎？」

好厲害，他都知道耶！

「請問我的身體目前是什麼狀態呢？」

「若真要說起來，您的身體目前確實因為疾病而非常虛弱，但是整體生命能量卻很活躍。」

聽到「活躍」兩字，我有些開心。接著，河野先生問道：「接下來，您即將住院治療，目前心情如何呢？」

「嗯……就是『會發生就會發生』『一切交給老天爺』『把自己交託出去』或是『總之一切沒問題的』這樣的心情啦！我現在很輕鬆。」

「臣服，是嗎？」

臣服……交託……放手……這就是我曾經在書裡讀到的所謂的臣服嗎……

河野先生微笑著繼續說道：「等您出院，請務必來南伊勢一趟。那裡的自然風貌受到完整保留。在自然能量中，最適合療養虛弱的身體。我在那兒有間山間小屋可以出租給您，如果屆時有房間空著，邀請您來個一週或兩週，想待多久就待多久。我會算您非常划算的價格。」

「真不錯，我想去。」

好想去南伊勢啊！我想跟妻子兩人到自然中走走。想要兩個人一起在綠意中相處。我感覺南伊勢正在呼喚我。

「今天真的謝謝你。」

與河野先生道別後，打開手機一看，有一通陌生的未接來電。

「我有接到您的來電，我姓刀根……」

是東大醫院來電。

「啊，刀根先生，能跟您取得聯繫真是太好了。我來通知您，現在有空床位，請您明天來住院。」

就這樣決定了隔天的十三日到醫院住院。

自從在東大醫院與井上醫師見面的八日起，我的人生極不可思議地發生著不同的事件。九日與藤子小姐見面，得知了靈魂計畫；十日與父母親見面，讓我說出了內在的悲傷；十一日與惠子小姐見面，療癒了前世；十二日與河野先生見面。一連串的事件，讓我感覺到一切都有神在安排著。

毫無根據地，我相信了這一切。

「發生了這一切。現在的我完全順著流走。所以，一定不會錯。我絕對可以康復。我，不會死。」

26 住院當天

六月十三日早上。我們整理好住院用的行李就出門去醫院。

當我走出客廳，我突然冒出一個念頭「我能活著回到這裡嗎」，但一下子就忘了它。奇妙的是，我內心幾乎沒有，或說毫無不安感，而是懷著宛如要出門去旅行般的心情。

住院的那天，我決定了三件事。

第一，我決定用放射線治療轉移腦部的腫瘤。因為現在已經不是討價還價的時期。

第二，讓醫院採取癌細胞樣本，連同DNA再次接受檢查。去年大學附屬醫院的檢查結果，如同山中先生所說，不值得信任。

第三，雖然我生病了，但絕不當病人。身體生病，但心裡仍舊是健康的。我要像《意義的呼喚》（*Was nicht in meinen Büchern steht. Lebenserinnerungen*，心靈工坊出版）作者法蘭克一樣，無論身處怎樣的殘酷困境，最後都要以人的樣貌、以自己的樣貌，笑著撐過困境。

我與妻子、長子三人穿過了東大醫院的大門。在住出院櫃台辦完手續後，就快步往指定大樓前進。我將住在北棟十三樓。

我搭著電梯到十三樓後往北棟走，然後在護理站與接待人員說話。

我是刀根，「今天開始要麻煩您照顧了。」

「刀根先生，我們正在等您來。我是護理長山越。」一位精神飽滿的女性馬上喘著氣趕來的。然後，山越護理長立刻為我們導覽整個樓層。

「刀根先生，您的病床在這裡。」

我的病床緊鄰護理站。

「謝謝您。」

「我現在把負責照顧您的護理師叫過來。」

不一會兒，有一位年輕女性來到我的床邊。

「您好。我是嶋田。今天開始由我來負責照顧您。請多指教。」

嶋田看來很俐落溫暖。

「我也要請您多指教。」我跟妻子倆低頭回應。長子則是有些靦腆地笑著。

「關於飲食，請問您要吃一般飲食還是不吃肉類？」

「我不吃肉類。」

「吃飯時，可以選擇在床邊吃，也可以在食堂吃，您要選擇哪裡呢？」

「一個人在床邊吃有些孤單，我想要在食堂吃。」

嶋田護理師仔細確認我的需求後，說了聲「我等一下再來」就離去。

「她很細心呀！」妻子說道。我點頭認同。

過了不久，山越護理師把送了午餐過來。托盤上裝的是我久未食用經過調味的飲食，而且還有久違了十個月的白米。

「晚餐起就幫您安排在食堂用餐。」她笑笑地說，然後離開回護理站。

「好久沒吃普通的飯菜了吧！」妻子笑著說。

「對，雖然沒有肉，但是聞起來真香。反正都決定要接受治療了，就吃喜歡的食物吧！在醫院時，我們就這樣吃吧！」

「好，就這麼說定。我也有猜到會變成這樣。」妻子也附和道。

久違的食物，雖然是醫院的飲食卻非常有質感，真是美味極了。我實在是太久沒吃到鹽、糖跟胡椒等調味料了。

妻子跟長子陪我一陣子後，就安心地回家去。

傍晚，嶋田護理師抱著文件進來。
「我來跟您說明接下來的安排。最初幾日以檢查為主。明天安排了做電腦斷層掃描。接著要做MRI核磁共振檢查。針對頭部腫瘤的放射線治療則預計在下週的十九日到二十三日這五天進行。明後天的十五日預定要採檢癌細胞。然後，依檢查結果再訂定肺癌的治療方針，因此目前還無法決定出院日期。」
在我決定住院時，曾拜託井上醫師再幫我檢查一次癌細胞。十五日就會進行相關檢查。這一切都如我所願。
可能是察覺到我的不安，嶋田護理師放慢了說明速度。她明明這麼年輕，卻這麼可靠。於是我不假思索地問道。
「嶋田小姐妳當護理師幾年了呢？」
「第三年。」
「所以，現在也要帶新人，是嗎？」
「哇，您很了解呢！」她驚訝地說道。
「是。我曾在醫院工作。不，不是在醫院裡，而是擔任研修講師，專門教溝通的講師。」
「原來如此。」她笑著回答。
「哎呀，我從來沒想過，有一天會輪到我自己住院呀！有一種抓鬼的人變鬼的感覺。」我也笑了。
嶋田護理師邊笑邊回答：「起床時間是早上六點，那時我就會點亮房間內的燈。晚上九點會準時關燈。」

嶋田護理師之後又說明了關於住院相關的飲食、洗澡與睡衣事宜。

「接下來，有問卷調查，您願意接受調查嗎？」說完，她把問卷拿給我。

問卷紙上有兩個題目。

①關於您目前的疾病狀況……滿分7分，7表示極不安、1表示毫無不安

②關於這次住院……滿分7分，7表示極不安、1表示毫無不安

我看著問卷，毫不猶豫地就圈起了兩個題目後面的1。嶋田護理師瞪大雙眼看著我，顯得非常驚訝。然後，她小心翼翼地說道：

「這……這個，我可是第一次見到兩題都圈選1號的……您是怎麼想的呢？」

「嶋田小姐，說來或許您不相信，但我確信自己會痊癒。」說完，我不自覺地笑出來。

「咦？」嶋田護理師的表情瞬間凍僵。她應該是透過病歷表知道我的狀況。肺癌四期加上轉移到骨頭，甚至腦部及肝臟的病人，居然毫無來由地笑稱相信自己會痊癒。她可能會覺得這個病人腦袋應該壞掉了。

「我非常相信。」

「這樣呀！」嶋田護理師微笑著離開病房。

沒多久，來了位男性醫師。

「我叫沼田，是刀根先生這一層樓的主治醫師。請多指教。」沼田是位憂鬱小生般的帥哥醫師。臉色不好，看來非常疲憊。

「我是刀根，請多指教。」

沼田醫師離開後，沒多久又有三位醫師來到我床邊。

「我是加茂。」年紀最長的男性大約四十多歲，看來很聰明。

「我是福山。」是位二十多歲接近三十歲、高個子，面帶微笑的年輕人。

「我是若葉。」三人之中最年輕的他顯得很緊張，應該是還不習慣面對病人。

「我們接下來會每天來病房診療與檢查。我們會以團隊的方式為刀根先生您做治療，請安心。」福山醫師明快地說道。

「謝謝您。這樣我很有信心。」

好厲害呀！醫師們全都出動，原來會有這麼多醫師幫我看診治療呀！我感動得打心底湧現謝意。

三位醫師離開後，有人拉開布簾，是一位身著白衣的男性。是前些天我決定住院時的門診醫師——井上醫師。

「刀根先生，身體感覺如何呢？」

「啊，井上醫師，謝謝您特地來看我。」

「我很在意您呀！畢竟我是您的門診醫師，但在這裡，負責的醫師則是沼田醫師。請您好好接受治療。」

「謝謝您。」

井上醫師笑著離開。我覺得能住院真是太好了。躺在病床上，望著米白色的天花板，我打心底這麼想。

醫師、護理師輪流來過後，就到了晚餐時間。今晚的菜單是魚與味噌湯、涼拌菜。我把調味豐富的菜餚放入口中，隨著唾液分泌，美味一下在口中散開。食物美味得像麻痺了整個口腔般。

我邊看著食堂窗外的落日餘暉映照著大樹，邊感受到幸福的包圍。

從食堂用餐完畢，回到病床正要躺下時，布簾緩緩被拉開。

咦？我疑惑地抬頭看，站在那裡的是四年前引退的前拳擊手大場。

「嗨，大場！」

「刀根先生，好久不見。我今天從拳擊場的矢澤先生那裡收到郵件，他說您今天住院。原本我在電影院看電影，但看到郵件就再也看不下去……」說到這裡，他哭了起來。

「別哭啦！我沒事的！」

「好，見到本人，我安心了。其實在拉開布簾前，我很害怕……」

「沒問題的。我一定會康復。我確信自己一定可以復原。」

「原來如此。我也相信刀根先生您一定會抗癌成功的。」

「謝謝，我一定會的，沒問題的。」

之後，我們到食堂聊天。在他引退後，我們就再也不曾聯絡，只聽說他的工作並不順利，受了些苦。聽到他說離開了之前的工作，在新工作上有所發揮，讓我頓時安下心來。

「我想再回到拳擊場。只要聽過場上鈴聲，就再也找不到令人感動的事物。」

「你還年輕，重新來過應該沒問題。先把目前的工作穩定下來再開始比較好！」

「好的。今天見到您後，我會認真考慮。真是謝謝您的鼓勵。」

大場好像重新找回了力量。

與他道別後再回到病房，看到床邊坐著一位男性的背影。究竟是誰呢？我正在猶疑時，他回過頭來望向我。原來是好多年前離開拳擊場的教練前輩小澤先生。從他離開後，我再也沒看過他。

「嗨，刀根先生，還好嗎？」他笑著朝我揮手。

「好，一切都好。」我也笑了。

「你看，我帶這個來看你喔！」

他要給不給地把一個灰色的塑膠袋交給我。我往內一看，原來是色情雜誌。果然是小澤。

「我就想，你一定沒問題，所以一點也不擔心。」小澤先生笑著邊說邊揮著手走出病房。真開心他這麼關心我。

我看著床上的灰色塑膠袋想著。對，我確實沒問題，但也還不到看這些雜誌的心情啦……我得把這些雜誌收到嶋田護理師看不見的地方去才行。想到這像是擔心父母找到色情雜誌的青少年心情，我笑了出來。

住院第一天就在忙碌中結束了。

27 接受檢查的每一天

隔天早晨六點，嶋田小姐來到我床邊。

「早安，昨晚睡得好嗎？」

「當然好，我戴著這個。」我拿出耳朵裡的耳塞笑道。隔壁床的大叔打呼聲震耳，多虧了耳塞，我才能不受影響。

「那真是太好了。您準備得很周到呢！」她笑道。

「我現在要幫您測量體溫與血壓，以及氧氣濃度。」

她說完就開始動手測量。我突然發現，嶋田護理師昨天傍晚也在，這麼說來，她從那時起就值班到現在。護理師的工作真是辛苦呀！

「接著，請您也量一下體重。走廊走到底，左邊有個體重計，請每天早上去那邊測量，再跟我說結果。」

「我了解了。」

「還有，今天下午安排要做電腦斷層掃描，請記得不要吃午餐。」

早晨七點，我在前往食堂路上量了體重，五十二・六公斤。穿著厚重的睡衣時是這個體重，實際體重應該是五十一公斤。一不小心，可能就變成羽量級的體重（四十九～五十・八公斤）。就會跟長嶺選手一樣呀！不過，長嶺選手也是刻意減了六公斤才變成羽量級的，我沒有刻意減重就已經達標了。

我苦笑著。罹癌之前的體重約是六十二公斤，所以我已經少了十一公斤。之前無論如何訓練、限制飲食，體重都掉不下來。

從食堂看到的早晨景色也非常令人心曠神怡。放眼望去，是一片深綠色的蓮花葉點綴的不忍池，正中央是朱紅色的六角形塔弁天堂，這樣的搭配真是完美。抬頭則可見到矗立參天的大樹。面對這樣的美景，我遍尋不著相應的詞彙來形容它，這裡宛如世界上最棒的渡假勝地呀！我真幸福。我一個人滿足地傻笑著。

下午，福山醫師來到我床邊。

「我們有個檢查叫做全身骨骼掃描……」

全身骨骼掃描是類似針對骨頭做電腦斷層掃描的檢查，是為了知道癌細胞轉移至骨頭程度的檢查。

「您希望做這項檢查嗎？」

「好的，務必。」我決定什麼都接受。

於是，二十日下午兩點是全身骨骼掃描的檢查時間。

中午過後，我的父母親與妻子來看我。我們四人一起與醫師談話，談完後更是安下心來。

「果然是東大醫院。」

父親似乎非常滿意醫院的設備、醫療體制，以及整體氛圍。

「總之，要聽醫生的話喔！絕對不能失禮。」

「別擔心啦！我又不是國中生。」我苦笑著說。

母親也擔心地叨唸很多次，最後兩人離開回家。

下午三點要進行電腦斷層掃描。為了能清楚拍攝到癌細胞，要從血管注射顯影劑。

「藥劑進到身體裡時會有溫暖的感覺。」

如同檢查技師說明那般，顯影劑一進到身體裡，就有種喝醉酒般的暖意。

然後，耳邊能清楚聽到機器的導引聲音。

「請大口吸氣……暫時憋氣。」

我遵照指示暫時停止呼吸。現在我只能淺淺地呼吸，但吸到極點時，胸口跟咽喉中的痰卡住，我好想要把它們咳出來，但仍拚命忍住了。

「好，請放輕鬆。」

機器又開始引導。咳咳咳。一瞬間我咳了出來。

呼——終於結束。檢查完畢後，等我又回到病房時，看到妻子在那兒等我，讓我很開心。這一天就只做了那一個檢查。

妻子回家後，大約下午五點左右，以前心理學研修課程的學生高嶋先生來看我。

「我真的嚇了一跳。心裡想著，我一定要來見見您。冒昧前來，真是抱歉。」她說道。

「不，沒關係的。妳能來看我，我真的很開心。」

「您還好嗎？」

「嗯，我一定會康復的。」

小聊一小時後，她說道：「明明是我來探病，怎麼感覺我收到滿滿的能量。」可以感覺她很開心地離開。

住院第三天是活體組織切片。一早，福山醫師跟若葉醫師雙雙前來。

「今天下午三點預計要做活體組織切片，關於細胞採檢的方法，您打算要怎麼做呢？」

「怎麼做？意思是可以選擇嗎？」

「是的。目前有從氣管內放入內視鏡再用手術刀採檢的方法，以及從胸部直接針刺取出細胞檢體，共兩種方法。」

「我想選針刺，謝謝，不，是請務必使用那個方法。」

之前在大學附屬醫院做檢查時，可能是因為當時癌細胞不大，內視鏡在肺部探測了將近一個小時。結果做完檢查後，身體狀況變得很低落，那個經驗真令人不舒服。

「我了解了。我們會準備做針刺檢查。然後，今天的午餐也請禁食。」

因為我實在太享受醫院的供餐，少一餐就令人感到沮喪。

福山醫師在跟我說明活體組織切片的詳細流程後也離開了。午餐前，長子帶著換洗衣物來給我。

「爸爸，身體狀況怎麼樣？」

「開始檢查前你能陪我一下嗎？」

「好的，沒問題。」

多虧了有長子陪伴，在檢查前，穩住了我的心情。

下午三點一到，就聽到喀拉喀拉的聲響往布簾這邊來，擔架床推來了。

「請躺到這上面來。」

福山醫師親切地說。

「我等一下就回來喔！」我跟長子說。

「好，我等你回來。」

然後，我躺上擔架床，望著醫院的天花板。

「走囉！」

福山醫師邊說邊推著，擔架床喀拉喀拉作響，天花板也跟著移動起來。這一幕很常出現在電影或連續劇裡。啊，原來躺在擔架床上的感覺是這樣呀！舒適感遠超過我之前的想像。

天花板在移動。但是，究竟整個擔架床如何移動、往哪兒移動，我完全沒有頭緒。

活體組織切片時，要先在胸部做局部麻醉，再以粗針從體外刺入組織採樣癌細胞。所以，一進入手術室，我的胸部立刻被麻醉。

隨著醫師的聲音「好，要插入囉！」同時聽到啪擦的聲音。感覺好像是釘釘書針，但是完全沒有針釘入身體的感覺。

「好，手術完成。切片過程很順利喔！」

福山醫師溫柔地說，我又躺回擔架床，回到病房。

原本在病床旁等候的長子，見到我平安回來就安心地離開回家去了。

晚餐後，公司的社長來看我。

「狀況還好嗎？」

「還不錯。」

我們大致聊了一下她最近的工作狀況後，她開口說道。

「我還沒思考接任你位置的人喔！因為你是很重要的工作夥伴，所以我會等你回來。」

真是太感謝了。原來我還有地方可以回去。

28 住院第四天

早上是做核磁共振攝影。醫院以比電腦斷層掃描還要精細的方式檢查我的腦部。據說，檢查結果會決定我的放射線治療方式。

腦部核磁共振攝影的特徵就是聲音。那個聲音宛如有人拿著雷射槍在你耳朵邊射擊，聽起來就像是宇宙大戰電影那樣的聲音。

下午，我要去放射線治療室的主治醫師那裡聽取結果報告。放射線治療室位於醫院的地下三層。若要搭電梯去，還得特地轉搭另一台電梯才能抵達。據說，在規劃醫院建築當時，把放射線治療室擺在最地底下，是把可能發生的最糟狀況放入建築規劃中所得到的結果。

空無一人的候診間，電視的聲響更顯吵雜。

「刀根先生。」

櫃台的女性呼叫著我。

「這裡。」

進入診間後，看到醫師舒服地攤坐在椅子上。

「我是放射線科的齊藤。」

齊藤醫師說話混雜著關西腔，整個人散發出宛如好萊塢電影裡會出現的發明奇妙物品的科學家氣質。

「前一家醫院所拍攝的電腦斷層影像無法判斷您目前的腦部狀態，所以早上才請您又做了一次電腦斷層掃描。當然，以精確度來說，核磁共振攝影比較好，請看，這裡就是腫瘤。」

齊藤醫師用手指著畫面。

「這個雖然是電腦斷層影像，但只能看得出腫瘤大小，核磁共振攝影的影像則能清楚知道腫瘤的尺寸。」

「啊，是這個呀！」

我的腦部明顯有個顏色比較深的地方。好像梅乾一樣呀，我想著。

「大小約三公分，若是包含周圍腫大的部分，則約是五公分。如果要認真歸類，算是大的。」

「原來是這樣！」好大的梅乾呀！

齊藤醫師看著平靜應對著的我，露出不可思議的表情。

「好，關於治療，這個大小沒辦法用加馬刀，腫瘤太大了。加馬刀只能用在更小的腫瘤細胞上。我們只剩下兩個方法。」

「剩下的方式是？」

「立體定位放射治療或是全腦照射放射治療。」

「好。」

「再說一下，現在不只左側有腫瘤，右側也有些白點。」

齊藤醫師這麼一說，就在電腦螢幕上換另一張照片，然後用手指指著白點部位。

「對，就是這裡。」

「我覺得這裡也怪怪的。另一個影像診斷醫師的看法是腦膜瘤。如果這是起因於腦部轉移腫瘤，就要使用全腦照射放射治療，針對整個腦部做放射線治療。但是，由於診斷結果是腦膜瘤，所以我們討論的結果，您的治療方法就採用立體定位放射治療。這樣好嗎？」

「好，我了解。」

「所謂的立體定位放射治療就是固定頭部，然後從各種角度照射放射線的方法。今天是這個部位，明天是那個部位，大致上是這樣的方式。」齊藤醫師用手掌對著頭改變部位說明著。

「那麼，依您的情況來看，我們預計要做五次。一次劑量7 Gy，共五次，全部劑量是35 Gy。每次時間約十五分鐘。」

「這麼短嗎？」

「是。太長會有危險。一天的照射量是固定的。因此，一次一點，每天變換角度來做。說明書上有清楚的說明，請您務必詳讀。另外，放射線治療對腦部腫瘤非常有效，所以一定會好轉的。」

醫師把手上的說明書交給我。上面清楚寫著我腦部腫瘤的尺寸、位置，以及治療方法。

「謝謝您。」

「對了，還有這個也給您。」

他把我的腦部腫瘤核磁共振影像用A4紙列印出來給我。圖像上，清楚印著我腦部那顆梅乾大小的腫瘤。我個人是不太想要這張圖，但還是收下了。

「我們從下週一開始治療。請在治療前十五分鐘到外面的候診室等待。治療結束後，人會感到暈暈的，也可能會有嘔吐感，我們會事先準備好輪椅，請跟護理師說一下喔！」

「了解。」
「還有，會掉頭髮喔！」
「掉頭髮嗎？」
「是的，會掉頭髮。」
好吧，只不過是頭髮。

29 住院生活

住院第五天與第六天剛好是週末假日，所有治療與檢查都暫停。

為了隔週的放射線治療，我開始服用名為「Decadron」的類固醇藥劑，據說是用來抑制腦部腫瘤的藥物。剛把這個藥吃進肚子就能感覺到藥效，我感到非常有精神。原本身體有的疲憊感、像是被重物拖著的沉重感完全消失無蹤。連帶地食慾也好轉了。

不過，胸部的刺痛感、以及每走三十公尺就快窒息的感覺依舊沒變。髖關節與坐骨疼痛感雖然也還在，但是身體的沉重感消失，真是一大收穫。

就像是《七龍珠》裡出現的仙豆呀……應該要用在增進運動員爆發力上才對……

如果以為週末假日是休息日，不會做檢查也不需接受治療，那誤會可大了。

一早就有很多人來看我。如果不安排會面時間，可是會造成其他人困擾的。

週六午餐過後，來看我的是前拳擊手中野。他雖然不是我拳擊道館的選手，但大約在九年前的一次比賽過後，我們就成為了朋友，在那之後，每次我們在後樂園道館碰面時都約著聊天，因而變得熟稔。他現在在東京的拳擊道館裡擔任教練。

「刀根先生，我們來下一盤棋吧！拜託！」

中野君拿出特意帶來的隨身將棋組。

哇，將棋呀！我已經幾十年不曾下棋了。但我腦部有腫瘤，腦筋還能用嗎？

結果是一勝一敗。下完棋後，中野君露出有點微妙的表情說道：

「其實，我有事想跟您商量。」

「什麼事？」

「有個選手叫舟津，他已經確定要參賽，但在比賽前傷了左手。」

「啊！我知道他。」

之前我在拳擊道館教課時曾經碰到過他，是個禮貌周到的好青年。

「舟津的強項是左鉤拳跟跳躍。」

印象中，他確實是個長得高、觸擊範圍長的拳擊手。一旦不能使用左手就等同於無法發揮強項。

「而且，跑步時又發現右足踝有疼痛感，現在連腳都不聽使喚了。所以我想向您請教，是否有方法可以勸退他不要參加比賽。」中野君的眉毛變成八字眉，看來真的非常擔心。

「這種情況下還是退賽比較好。勉強應戰，恐怕不只贏不了，還會再受傷。」

「我也這麼覺得。但他本人非常頑固，我說的話都聽不進去。而且下場比賽就是新人王的預賽，他是大家很看好的選手。」

「嗯……」

「我們會長也勸過他，但他就是不聽。」

據我所知，從事拳擊選手這種職業的人，基本上即使處於劣勢也會奮力迎戰。而且他們最討厭用「因為我受傷了」「因為對手太強」「我的狀況不好」來當作藉口退賽。正因為如此，他們更需要旁人冷靜勸導。我把我的想法說給中野聽。

「我了解了。我會再試著跟舟津說說看。」

等中野離開後，已經過了晚餐時間。我心想，拳擊世界真好。有人會為了另一個人而這麼熱切地想方設法。

關於這件事，之後又有不可思議的發展。

據說，舟津選手最後還是執意出賽，結果被狠狠地擊潰，甚至出動了救護車前往道館載他到醫院就醫。令人訝異的是，他跟我一樣住東大醫院。一般來說，從道館後送的醫院不會是這裡，但據說那天其他醫院都爆滿，只好送到東大醫院來。這件事我也是從當天陪同上救護車的中野那裡聽說的。之後，據說舟津謝絕了親人以外的朋友探視，連中野也沒能見到他。

比賽隔天，我在診間候診時，諾大的空間中，有個青年坐在輪椅上，被護理師推來到我眼前。我仔細一看，居然是舟津。我趕快叫住他，他對於在這裡碰到我感到非常驚訝。所幸，他受的傷並不如我所想像的嚴重，只是眼窩底骨折，需要做手術。

那天下午，有人來探病，希望我到大廳去接他，所以我來到住院大樓一樓大廳，在眾多人來人往的空間中，我居然看到舟津的拳擊道館會長與父親。

一旦順著生命之流，必然會遭遇這類的偶然。據說這就叫做共時性。

住院第六天的禮拜日，又有更多人來探病。一早是以前上過我課的心理學學生，大老遠從瀨戶內海的小豆島來。她一看到我，大大的雙眼噙滿淚水，一直拿著手帕擦拭。

「刀根老師……能見到您真是高興。」

「我很好喔！我確信自己一定可以康復。雖然聽來毫無依據。等我好了，一定去小豆島找妳玩。」

「請務必來找我。我會等你，一定要來喔！」

等她離開後，又來了一位前拳擊手。他雖然跟我分屬不同道館，卻是常來聽我講課的有緣人，也是好朋友。

「請一定要抗癌成功。」

「好，一定會的。」

下午，小兒子帶著一堆漫畫來看我。紙袋中，裝滿了特意為我挑選的許多漫畫，感覺非常重。然後，我把中野留在病房的將棋拿出來，跟他下了一盤。我絕對不能輸給兒子。下完棋後，拳擊道館的真部會長來看我。

「刀根先生，一切都好嗎？」

會長特地選在週日道館休息的時間來看我。跟我聊了關於道館狀態與選手們的比賽狀況。下週週日，會長又來看我。等他離開後不久，外甥來看我。我才跟他聊到他的工作狀況與女友狀況時，道館的前拳擊手共四人進到病房來。在這個只有白衣天使來來往往的病房中，帶著年輕氣息的他們完全呈現出違和感，我不禁笑了出來。

傍晚則是我心理學研修課程的三位學生來到病房。其中一人甚至特地遠從岡山來。

謝謝你們，真是謝謝大家。

當不需要做檢查、治療，也沒有訪客的獨處時間，我有意識地專注於「不思考」「保持好心情」這兩件事上。

完全不去想過去或未來，就只是放空。凡是想了也沒用的事，就絕不思考，只專注於在「當下」保持好心情地。

為了「保持好心情」，我經常用 **iPod** 聆聽鳥叫聲、海浪聲、海豚叫聲的冥想音樂。

我會拉上布簾，營造專屬的個人空間，然後躺在床上，戴著耳機，聽著鳥叫聲，讓自己宛如身在森林中。腦海中，翡翠綠的樹木搖搖擺擺地晃動著，從葉縫中穿透下來宛如寶石般晶亮的光照射在我的臉上，真是美麗。鳥兒們駐足樹枝間，鳴唱著喜樂。牠們在歌頌著生命的「當下」。

身體全然放鬆。無意間緊繃著的肌肉像是泡湯般瞬間放鬆開來。胸部的刺痛、髖關節與坐骨的疼痛，不可思議地慢慢地減緩，最終逐漸消失。

啊！我好幸福。這裡是天堂。天堂就在當下，就在這裡。

然後，我感到手腳麻麻地，感覺體內有能量正在流動。從頭頂到尾椎骨的溫暖能量宛如一條小河流涓涓流過。

期間，我漸漸感覺不到身體與病床間的界線，甚至連身體的感覺也消失了。身體這個物質就在這無限空間中溶解，感覺真是奇妙。

接著，我這個存在本身消失了。所謂自己的這個意識界線變得模糊不清。

啊——原來是這樣啊！我從這裡來，終究要回歸這裡。

這裡什麼都沒有，卻一切俱全。

這裡不存在不足。

因為一切俱全，所以不須再多求。

啊——真是幸福。

罹患癌症很幸福，沒罹患癌症也是幸福。一切都好。

就在這個時刻，名為「我」的這個意識消融了，與至福合為一體，不，我就是它，它就是我。

那是一個超越物質、超越意識的世界。

即使身體消失、自我消失，至福還在。至福不死。

當我讓心在無限幸福感的海中泅泳後再回到現實，睜開眼，我心想，我從至福而生，也將回歸至福。那麼，死亡就不再令人畏懼，不是嗎？因為我們死後也只會回到至福去。

決定住院當晚，長子把他的手機拿到我面前並說道：「爸爸，這個不錯。」

那是一個名為KOKIA的歌手在教會演唱〈愛的迴響〉（愛はこだまする）的影片。我馬上戴上耳機聆聽。KOKIA的澄澈歌聲伴隨著鋼琴旋律緩緩流入耳中。瞬間，我淚流滿面，莫名地，眼淚止不住地一直流。我轉身面向牆壁，歌曲播放的十分鐘裡，我無可控制地不斷流淚。

音樂的力量驚人，樂曲播放完畢時，我覺得非常療癒。
後來，我住院期間，每天都要聆聽這首曲子很多次。
只要閉上眼，聆聽ＫＯＫＩＡ的歌聲，我的胸口就會緊繃。
啊——我從來沒跟自己說過「Ｉ ＬＯＶＥ ＹＯＵ」呀。
原來，我從來不曾愛過自己呀。
對不起呀……對不起，我。
就在這時，我閉上眼看到了一個孩子。他的年紀大約是小學低年級，不知為何，身上穿著有些骯髒的體育服。他看起來很不安，哭喪著臉看著我。
那個孩子就是我！
至今，我從來不想察覺到他、一直忽略他，那個我內在的小孩……
我總是當他並不存在。但是，無論是柔弱的我、膽小的我、沒有自信的我、受傷哭泣的我……全部都是我。
從來沒有發現……他一直都在我的胸口裡。
對不起，真的對不起。
我像是要擁抱心中的那個小孩般，用雙手緊緊環抱著胸口。
對不起呀……我是愛著你的，我愛你。
我跟著ＫＯＫＩＡ的清亮歌聲一起說出「Ｉ ＬＯＶＥ ＹＯＵ」，一邊緊抱著自己。眼淚止不住地狂流。

隨著每天每天每次每次聆聽這首歌時擁抱自己，慢慢地，我不再流出眼淚，轉而能發出溫暖的微笑。我覺得那是內在小孩在說「夠了喔！謝謝！」

30　放射線治療

隔週，就在我住院第七天時，開始做放射線治療。

我一早就到放射線治療室報到，那裡已經準備好適合我臉型的器具。之前去找齊藤醫師診療時量了臉型，應該就是為了要做這個。白色網狀塑膠宛如面具般，完全貼合我的臉。

戴上面具後，為了不讓我任意移動頭部，面具四個角落的孔洞都用管狀物固定。

「好了，準備完畢。要開始了喔！」

「好。」

嘰嘰嘰嘰嘰。

我聽到特殊的低音。我想起了幫我諮詢的沙織小姐說過的話。

「無論在治療還是接受檢查時，都要在心中說：『我會因為這些治療而變得健康。謝謝。』」

確實，據說如果在懷抱惶惶不安的情況下接受治療，效果會減半。我想起沙織小姐說的這些話後，在心中跟自己說。

「我為了身體變健康而接受這些治療。」

說了幾次之後，內心開始升起感謝的心情。我之所以能接受這樣的治療，是因為有人發現了放射線呀！嗯，是居禮夫人嗎？我想起小時候看過的居禮夫人插畫。

「發現放射線的科學家，居禮夫人，我感謝妳。因為妳，我可以回復健康。」

哇！還要感謝發明放射線機器的人呀！

「開發這個放射線機器的人，我感謝你。」

對了，還有實際製造這個機器的技術人員。

「製造這個機器的人，感謝你。」

以及把這個機器搬到這個地方的人。

「感謝把這個機器搬到這個地方來的人。」

最後是使用這個機器幫我治療的醫師與技師。

「使用這個放射線治療機幫我做治療的人們，謝謝你們。」

然後，我想起全部的人。

「謝謝，謝謝，謝謝你們大家。」

隨著我感謝所有人時，這十來分鐘的放射線治療一下就結束了。

放射線治療安排在每天一大早，從住院的第七天開始到第十一天，每天都是這樣。

某一天早上起床時，我看到枕頭上有一團頭髮。

終於來了嗎？

我摸摸頭，試著抓起頭髮。居然輕鬆地就把頭髮拔下來了。我不喜歡頭髮掉在病床上，所以就去沖澡。

蓮蓬頭一沖水，抓抓頭，就看見排水孔積滿了頭髮。

哇，掉得可不少呢！

回到病房，看著鏡子裡的自己。由於我做的是立體定位照射，所以不是每個地方都有照射到。我發現，照射到的地方掉了不少頭髮。脫髮處的皮膚上是一圈圈的模樣，我的頭變成了龐克頭。看起來根本就像是《瘋狂麥斯》《北斗神拳》裡的反派角色。好，乾脆剪光吧！

於是，我前往醫院一樓的理髮院。

「您打算怎麼剪？」理髮院的老闆問道。

「請全部剪光。」

「我的電動理髮器有各種尺寸，您想要哪一種呢？」

「當然就是最短的那種。」

老闆用電動理髮器把我頭上剩餘的頭髮全數推光光。一轉眼，我就成了大光頭。看來也不錯。我輕拍著我光滑的頭皮想著。

然而幾天過後，沒有被放射線照射過的頭皮部分變成了黑色，原來是長了新頭髮。如此一來，龐克頭更顯眼了。於是，我決定每天早上都要用剃刀剃頭。我不禁想著，那些頭頂光溜溜的出家人們應該每天早上也都是這樣做的。我一邊用剃刀刮著頭一邊想著。

六月二十三日是放射線治療的最後一天。治療結束後，我進到齊藤醫師的診間。他要跟我談談接下來的事。

「放射線治療結束，這一路辛苦你了。關於腦部的治療，到此算是告一段落。應該是沒問題了。不過，腦部腫瘤消失需要兩個月。這段期間，有可能會出現眼前有閃光或是視野歪斜的狀況，請不需要太擔心。一段時間就會變好。」

「謝謝您。」

「然後，之前的全身骨骼掃描結果出來了……」

幾天前，我接受了骨頭的電腦斷層掃描以及全身骨骼掃描。

齊藤醫師把電腦螢幕轉向我，螢幕上是我全身骨骼掃描的照片。

「這就是您全身的骨頭。其中，這裡有變黑的部分。」

齊藤醫師用筆指著骨頭變黑的部位。

「這個變黑的部位正是發炎的部位。」

「發炎是指？」

「恐怕是轉移的癌細胞。」

就算是一般人來看我的骨頭照片，也能清楚辨別出那裡有著無數斑點。看起來，癌細胞已經轉移到全身骨頭了。

「居然有這麼多呀……」

「可以說是全身了。從頸椎到肩胛骨、肋骨，背骨、腰椎到骨盆，從髖關節到大腿骨也有。雖然放射線治療對骨頭轉移有療效，但是一旦癌細胞轉移到全身後就再無法使用放射線治療了。因為，我們無法針對全身做放射線治療。」

「原來如此」

「那麼，請問一下，刀根先生您是否有雙腳麻痺等類似症狀呢？」

「不，沒有。」

「其實，請看這裡。」齊藤醫師把腰骨的電腦斷層影像給我看。

「這裡是腰椎。這個部分有很大的癌細胞轉移，而轉移部位的底下正好是神經大量集中的部位，一旦轉移的癌細胞變大，有可能會壓迫到神經。」

「嗯。」

「這麼一來，我推測會突然造成下半身或是雙腳無法移動。因此我建議，要只針對腰椎這個部分做放射線治療比較好。」

「好的。」

「雖然針對骨頭轉移也是有化療藥物可以使用，但是之後您的診斷還是要交由您的醫師群來決定，我會把我的意見寫在報告書上給他們參考。」

齊藤醫師邊說，邊把我的全身骨骼掃描照片列印下來交給我。

「不不，我不需要這個。」我斷然拒絕。

即使我情緒還算平穩，也沒有自信能安然看著自己癌細胞轉移全身的全黑骨頭照片。

回到病房後，即使時間流逝，我腦海中仍舊是那全黑的骨頭照片。

癌細胞的轉移狀況竟然已經這麼嚴重了呀……我的骨頭全都變成黑色。這樣真的沒問題嗎？我真的可以抗癌成功嗎？

不不，我怎麼可能知道未來？如果現在就洩氣，不就沒戲唱了？我現在能做的就是回復平穩的心情。好，來聽波浪的聲音吧！

我躺在病床上開始用iPod聆聽海浪的聲音。閉上眼後，好像看到了海灘。閃耀的太陽、一波一波拍打著岸邊的海浪……腳邊滿是溫暖的海水。啊！真是舒服呀！我再度來到充滿幸福的狀態。

當心裡充滿幸福感，就不再被那張骨頭照片所囚禁。我又回到那沒來由的自信感中。

31 終於來了

當天夜晚，關燈時間過後，朦朧中，從布簾外側傳來聲響。

「刀根先生，現在方便嗎？」原來是福山醫師。

「好，沒問題。」我從病床上起身。

福山醫師打開布簾來到我身旁。他總是面帶微笑，那一刻看來比平常還要開心。

「刀根先生，有個令人欣喜的消息。」

「請問是什麼呢？」

「前些天的檢查結果大致出來了。」

「嗯。」

「我們在您的基因裡找到了ALK！」

「咦？真的嗎？」

「是的。雖然現在仍在確認中，但我想您應該可以使用ALK的分子標靶藥物。」

我不自覺地雙手握拳，做了勝利的姿勢。

太好了！我可以使用分子標靶藥物。

然而同時間，我也能聽到內在傳來「該來的總是來了。你早就知道了，不是嗎？」的聲音。

「據說ALK的患者能使用的分子標靶藥物『安立適膠囊』是非常有效的藥物，而且副作用也很少。刀根先生應該可以使用這個藥物喔！」

「謝謝您。」

「我實在是太想要早一點跟患者說好消息，於是不顧一切地就跑來跟您說。」福山醫師害羞地笑著。

「下週一，沼田醫師會再跟您詳細說明。那今天就先這樣，總之就是個好消息。」

福山醫師離開後，我抬頭望著天花板。

沒想到，居然找到了ALK基因。擁有ALK基因的肺腺癌患者只有4％，是非常稀少的。我是那4％啊，但之前的大學醫院應該也做了檢查才對。明明已經過了兩個半月，卻連半點消息也沒有，我還以為完全無望呢！也因此，我在腦海中已經刪去了這個選項，現在居然會有這樣的發展，完全是意料之外。到底是怎麼回事呢？

算了，反正就是找到了ALK基因。如此一來，我就能使用分子標靶藥物，真是太棒了。

一想到這裡，我就難掩興奮。

深夜，我因為尿意而起床上廁所。一坐上馬桶，就看到窗外煌煌月光照耀著我。我感到無比神聖，不自覺脫口而出：

「神啊，我感覺活著真好……」

豈料，一說出口，眼淚就掉了下來。

我可以活下去……

不是苟延殘喘地活著，而是能活著。

這個世界允許我存活下去……

我自然地雙手合掌。

宇宙呀！神呀！世界呀！謝謝祢們允許我活下去。

謝謝祢們愛著我。

我會活下去……

隔週，嶋田護理師喚著我的名字，我跟妻子一同進到沼田醫師的診間。

沼田醫師說道：

「首先，我要跟你們詳細說明刀根先生的狀況。」

「好，請說。」居然不是要跟我說ＡＬＫ的事。

「我們先說腦部，腦部左邊這個部位，也就是左眼上方約三公分深處的腫瘤，因為之前做了放射線治療，目前已經結束腦部治療。」

「是。」

「然後是肺部。左邊是原發癌，這已經很大了，大約長成三到四公分大。其他我們也發現了差不多大小，但略小的腫瘤約二到三顆。右邊的肺部則雖然沒那麼大，卻也有許多個一公分以下的小腫瘤，也就是多發性轉移的狀態。」

沼田醫師手指著我的右胸電腦斷層影像，那裡有如滿天星般的無數白點。

「由於癌細胞從左肺轉移到了頸部，而頸部的淋巴結腫瘤壓迫到聲帶，造成發不出聲音來，也就是神經麻痺的狀態。」

「啊，並沒有轉移到喉嚨，是嗎？」

「是的。但是，轉移到肝臟了。」

沼田醫師手指著肝臟的電腦斷層影像中顏色較深的部位。

「哇，相當大呢！」

「再來，也轉移到腎臟了。」

「也轉移到腎臟了呀？」

「對，左右兩邊都有。」

同樣的，醫師所指的腎臟電腦斷層影像上，顏色也變深了。

「另外，我們也在脾臟發現了轉移的癌細胞。」

「連脾臟也是嗎？」
沼田醫師所指的部位，依舊是深色的。
「相當嚴重呢！」我居然好像聽到名言般感動著。
「另外，全身骨骼掃描的結果如您所看見的那樣，從肩胛骨到肋骨、背骨到腰椎、骨盆與髖關節、坐骨或大腿骨，通通都已經轉移了。」
「全身都是癌細胞呢！」我的癌細胞很努力地工作著。我不自覺地笑了出來。
「是，正是。您現在是四Ｂ期了。」
「意思是，比四期還要更嚴重嗎？」
我還沒聽過有人從這樣的狀態中康復，在書裡也未曾讀過相同案例。我卻要從這裡痊癒，為此我感到非常欣喜。
「對。」沼田醫師面不改色地繼續說明。
「前些天做的切片檢查中，我們採檢了刀根先生的五十個癌細胞，並針對那五十個癌細胞做基因狀況檢查。從結論來說，就是我們從刀根先生的癌細胞中找到了ＡＬＫ融合基因。」
「是。」我已經聽過。
「而刀根先生的五十個癌細胞中，究竟有多少個具有ＡＬＫ融合基因呢？我們仔細檢查後發現，五十個癌細胞中……」
我吞了吞口水。
「五十個都發現了ＡＬＫ。」

「哇，全部！」

「是，相當罕見。」

我在心中又做了勝利姿勢。沒想到是百分之百的適合率。這是當然的呀！理所當然。事情發展至今，這樣的結果是應當的。我的心裡有人在說話。

「您打算如何呢？要使用分子標靶藥物治療嗎？」

「要，當然要！」我毫不猶豫地回答。

「藥物名稱是『安立適膠囊』。」

沼田醫師開始說明分子標靶藥物的藥效與副作用。

「刀根先生，這個藥並不是消滅癌症的藥物，而是抑制癌細胞生長的藥物。請不要誤解。它並不是治療癌症的藥物。」

「這樣嗎？」

「是的。平均值約是兩年五個月，也就是抑制癌症腫瘤的時間。因此，曾經有病例是，患者因為產生抗藥性而復發，那之後再也控制不住癌細胞。」

「請問有患者因為服用這個藥物而治癒的嗎？」

「刀根先生是我的第二位病人，沒有資格說些什麼，不過，前一位患者並沒有成功。」

「好，那我要成為第一位。」

我注意到站在一旁的嶋田護理師微笑著，似乎覺得我的說法很有意思。

32 愉快的住院生活

住院生活很有趣，嶋田護理師曾經這麼說。

「很多人來探望刀根先生耶！一般人一週大概約有兩到三位，您則是每天兩到三位訪客。如果您不在病床上，就是在食堂裡與某人說話，這件事我們護理站大家都知道喔！」

原來是這樣呀！每天總是會有人來探病。拳擊道館的朋友、工作的心理學研修課程的朋友以及親戚等等。藉此機會，我得以與二十五年未見的高中同學、第一個公司的前輩相見。

比賽結束隔天，拳擊手勅使河原帶著沒有腫脹的臉來看我時說道：「刀根先生，我非常確信你一定會康復的。」

長嶺選手跟土屋選手一起來的那天也很有趣。土屋選手在兩週前的比賽中贏得勝利，並在賽後宣布了引退的消息。那天另外還來了一位我曾經指導過的學生工藤選手，我們四人就在病房裡開拳擊課。土屋選手向工藤選手問道：「你知道一般拳擊手跟職業拳擊手的差別嗎？」

「不，我不明白。」

「最大的差別在於，客人會花錢來看我們比賽。因此，我們要做出能符合價值的表演，一定要讓客人看到我們的厲害，然後滿足地離開喔！後樂園道館拳擊鈴旁的座位區票價是一萬日圓喔！比迪士尼樂園的票價還要貴上許多。所以我們得要讓他們看到比迪士尼樂園還要厲害的表演，這就是職業的意義。如果只是贏，沒有意義！」土屋選手的眼睛閃閃發亮著。讓人無法感覺到他已經引退，那是充滿野性的眼神。

「確實如此，土屋真的很厲害。」

我早就知道他的厲害。他不躲避、不隱藏，也不做小動作。拳擊賽時，從華麗且豪邁的入場開始，他就經常讓自己處於險境中，做出精彩無比的對戰姿態。他勝出的姿態總是華麗，連敗戰時也輸得很美。這樣的他，理所當然地總是很受歡迎，因此每當他出賽，門票總是賣光光。

「我也要以土屋選手為榜樣。」長嶺選手說道。

土屋選手有些寂寞地看著我說：「刀根先生，我很想要當英雄喔！像假面騎士那樣。」

「不，我認為你已經是英雄了。」

「沒錯。土屋先生是我的英雄。」長嶺選手立刻回應道。

「咦，這樣呀？」土屋選手微微低下頭。

「我是英雄嗎？」

如同我所想的，土屋選手已經是個英雄，是男人所仰慕的男人。然而，最不認可他的，卻是土屋自己。

「你是英雄喔！」

「您是說我嗎？我夠資格當英雄了嗎？」

「請容許你自己成為英雄。」

剛好同一時間，提到靈魂計畫的藤子小姐也來探病。

「你好。哇！這麼多人呀！打擾大家了。」

「不不，請到這裡來。」我搬了椅子，請藤子小姐坐下。

「他是土屋，前日本拳擊冠軍。這位是長嶺選手，我的學生，同時也是日本第一名的選手。這位是我的學生工藤選手。她是藤子小姐，可以說是我的舊友，也是前輩。」

短暫介紹後，我想起前面我們的談話，於是跟藤子小姐轉述著。

「我們明明都認為土屋是英雄，但他本人很是抗拒喔！」

土屋選手害羞地笑著。藤子小姐看著我，用眼神向我示意道：

「我了解為什麼土屋今天會在這裡，你已經跟他說了嗎？」

「咦？」

「你懂我在說什麼嗎？」

「不，完全不明白。」

「他就是你的鏡子喔！」

「鏡子？」

「最不能接納自己的不是別人，正是刀根你自己。刀根你從年輕時起就非常優秀，我們都是這麼想的。刀根你也是英雄。這次的疾病也是在提醒你這件事。然而，最不能接納你的人不就是你自己嗎？」

「我……我嗎？」

「你透過他在跟你自己說話，你明白嗎？」

我……我是英雄？我？完全沒想過。我怎麼可能是英雄？不可能，如果說我是英雄，那一定是騙人的！像我這種人怎麼可以是英雄呢？我這種上不了檯面、懦弱的人怎麼會是英雄？

「不只刀根，連你也是，你們兩人都是。」

藤子小姐看著我們兩人繼續說道。

「要接納自己是英雄，然後丟掉它！」

「丟掉……」

等大家回去後，我看著暗暗的天花板想道。原來要接納自己居然這麼困難。就連那個人人認可的土屋選手也無法接納自己。總覺得，人類這種生物即使非常了解別人，一旦回到自己身上，就全然看不見自己。我也是英雄啊……確實，這次在從癌症生還的這齣劇中，儼然就是由我扮演英雄的故事。然而，這麼一想，就覺得自己好像比別人還偉大，感覺就是怪怪的。

就因為這樣，之後才需要丟掉「自己是英雄」這個想法。接納自己的好、肯定自己，然後不執著於此。不留戀於每個狀態，輕鬆地丟棄，輕盈地再啟程前往下一段冒險之旅。原來如此，接納自己是英雄，然後再丟棄英雄之名啊！原來是這樣。

介紹我去漢方診所的難波先生來看過我好幾次。真部會長甚至帶著《拳擊雜誌》來看我。我的拳擊學生之一高橋拓海也是每個禮拜都來。我能被這麼多人圍繞真是幸福。

有一天，我的父母來看我。我把檢查出有ＡＬＫ基因，適合使用「安立適膠囊」，而且治療效果值得期待的事都告訴他們。

「真是太好了……太好了。」母親說著，雙眼充滿淚水。

「這家醫院果然厲害。東大真是厲害。科學真的很厲害啊！」父親極大地讚揚了醫院與藥物。

「對，我想這次會有效。所以請您放心。之前讓您擔心，真是抱歉。」我似乎沒有釋然。

「你看，我買來了喔！」父親從袋子裡拿出最新的《拳擊雜誌》交給我。這本雜誌跟真部會長拿來的那本是一樣的。

「謝謝，但是不用了。」

「咦，不需要嗎？」

「對，我有一本相同的，是會長帶來給我的，您看。」我邊說邊手指架上的雜誌。

「啊，原來如此。」父親有些失落地說著，邊把手上的雜誌收回袋子裡。

「那麼，我們回去囉！要好好跟醫生們道謝喔！」母親交代完後就開心回去了。當天晚上關燈後我卻睡不著了，感覺腹部底下咕嚕咕嚕地發出聲音，輾轉難眠，時間就這麼過去了。一看時鐘，居然已經過了兩點。

如果睡不著，不如來去食堂坐坐。

我輕輕從床上爬起，邊喘著氣邊拖著沉重腳步經過昏暗的走廊往食堂走去。

我在空無一人的食堂中，挑選一個能看見夜景的位置坐下。

今晚為何睡不著呢？平常，我總是能很快入睡的呀……

我眺望著高聳入夜空的天空樹想著。

腹部深處為何騷動著呢？又是什麼在騷動著呢？

……憤怒，那是憤怒。

為何憤怒呢？

父親。

那是對父親的憤怒。

這些悲傷跟憤怒應該都已經淨化完了才對，為何現在我會這麼憤怒呢？

於是，我試著詢問內在那個憤怒的聲音。結果……

有了。

我的內在有個憤怒地吼叫著的孩子。

「為什麼只稱讚醫院啊！我也很努力呀！我也拚了命地與死亡奮鬥著呀！拚盡一切地努力活過來了呀！但為什麼你居然只稱讚醫院，只稱讚藥物呢！」

原來是這樣啊……

「是的。要稱讚我呀！要認可我呀！要看見原原本本的我呀！」

內在小孩仍舊在吶喊著……

是該這樣呀……就在我這麼想時，眼前出現了白髮蒼蒼的年老父親在書店中尋找雜誌的模樣。

「小健很喜歡，來買給他。」

他邊說邊在書店裡來回找著，然後在書架上找到雜誌，拿了下來。

「好，他一定會很高興的。」

父親看著雜誌，露出開心的笑容。那正是《拳擊雜誌》。然後他走到櫃檯去付了錢。

我的身體突然開始發熱、心臟激烈地搏動著、眼淚止不住地流下來。

爸爸！

那本雜誌充滿了父親的愛。

他明明笑開了的。

我居然把那本雜誌退回去給他。

我真是個心胸狹窄的人啊！

對不起，爸爸，真的對不起……

我，哭泣著。

33 安立適膠囊與眼睛腫瘤

隔天，藥劑師來到病房。

「今天要開始服用分子標靶藥物『安立適膠囊』，我先來跟您說明注意事項。」

「好。」

藥劑師遞給我寫著「安立適膠囊說明書」的彩色手冊。

「咦，居然有這種東西啊！」

「是的，沒錯。這裡寫有藥物使用注意事項，請讀一下這裡。」

「好。」

「再來，每天會有兩個膠囊，請在早餐跟晚餐飯後服用。」

「請問癌細胞消失後就可以停藥了嗎？」

「不，請遵照醫師指示。」

「了解。」

說明書上寫著服用時的注意事項。首先是不能吃葡萄柚，因為葡萄柚會對藥物帶來不好的影響。接著是不能曬太多太陽，主要是程度問題。一般來說，在日常生活中幾乎不會有影響。看來也會有一些副作用，只是好像比一般的化療藥物還要輕微。

晚餐後，當天的值班護理師來到我病床邊。她胸前的名牌上寫著「癌症專門護理師」。癌症專門護理師比一般護理師要來得更有專業知識，是經過認證的。

「這是從今天開始要服用的藥物。」她一邊說，邊往已經戴著一般輕薄塑膠手套的手上再套上一層厚厚的塑膠手套。

要戴兩層手套呀！

然後，她用慎重穿戴好手套的手遞給我裝有兩顆白色膠囊的塑膠包裝容器。明明有塑膠包裝著，卻還需要戴兩層手套。原來這居然是超級危險物品！

「請問這就是分子標靶藥物嗎？」

「是的。」護理師冷冷地說道。

「妳之所以戴著手套，是因為這是化療藥物嗎？」

「沒錯。請現在服用。」她的語調似完全容不下多餘的對話般。

我遵照指示，從包裝中取出膠囊，配著開水吞下。可能是為了證明患者已經服用完畢，護理師回收剩下的包裝後就速速離去。

嗯……這是我自從住院以來，心裡第一次感到有些不舒服。雖說是化療藥物，也只不過是顆膠囊，而且也好好裝在塑膠容器裡，居然還要戴雙層手套拿取，太誇張了吧！

這就是我跟「安立適膠囊」相遇的那天。

從這天開始，每天早晚飯後都要服用「安立適膠囊」。

隔天早飯後，是由另一位年輕的護理師拿「安立適膠囊」給我。她並沒有戴手套，而且看來有點開心。

我原本打算在服用「安立適膠囊」時要做一件事，但是好好的計劃卻被昨晚護理師所表現出來的緊迫感打壞，今天一定要記得做到。那件事是之前幫我諮詢的沙織小姐建議的，但我會用自己的方式進行。

於是今天，當護理師遞給我「安立適膠囊」，我把它先放在眼前的桌上，然後雙手合掌在心中默唸著。

「我吃了這個藥之後就會變健康。『安立適膠囊』，你是愛的子彈。你進到我的身體後，會擁抱癌細胞，並與之合而為一，成為光後消失。謝謝你，『安立適膠囊』，謝謝你，癌細胞，你們就是愛。」

然後我拿起它，喝水吞下，並在腦海裡想像著「安立適膠囊」進入身體後，與癌細胞結合，並在閃耀出光輝後消失。不可思議的是，當我一這麼想，就感到身體在發光。每當我喝下「安立適膠囊」，都一定會做這個儀式。

年輕護理師一臉訝異地對我投以溫暖支持的目光，並在一旁靜靜等我吃完藥。

從這一天晚上開始，我出現了便祕症狀。在這之前，我從未有過便祕的經驗。說明書上寫著藥物副作用之一是可能引起便祕，原來效果這麼快速，藥物真的很厲害啊！

隔天開始，我的胸部出現刺痛感。這種刺痛感與先前的完全不同。

莫非這也是「安立適膠囊」的副作用嗎？

隔天早上，沖澡後，我看著鏡中自己身體時受到了衝擊。我的肋骨明顯可見、肚子凹陷、腰骨大大突出。原本身體的厚實感不見了，整個人變得很清瘦，好像小學生般。鏡中的我宛如非洲飽受飢荒之苦的孩子，真是誇張。

我穿著睡衣量的體重是五十一公斤，但實際上應該是五十公斤吧。

不需要減重就變成羽量級選手了呀！再這樣下去，真的會死人吧……我笑了出來。

剛開始服用「安立適膠囊」時，我察覺到自己的視覺變得奇怪。

之前右眼的黑色部分少了約一半。這樣的變化在放療結束後沒有再發生。據齊藤醫師所說，只要兩個月，我的視覺就會恢復，但依目前的狀況來看，我發現原本黑色的部分變成了咖啡色，大小少了一半。

現在用右眼看著天空時，並不是藍天而是綠色天空，很像是科幻電影裡的異世界。另外，眼球上下運動時，會發現視線邊邊出現了微血管。能看見自己眼睛的血管真是很奇妙。我的微血管真美。真美呀！我躺在病床上欣賞著自己的微血管。

過沒多久，右眼中央的視線開始變得歪斜。眼睛看出去的畫面，好像看著門上的鷹眼般扭曲。四角形的大樓看起來像是梯形。真奇怪，到底怎麼了？

左眼也變得很奇怪。我的視線下方出現了咖啡色的心型。一轉動眼球，心型也會跟著動。

我猜想著，這真的是腦部腫瘤導致的嗎？該不會根本不是眼睛的問題吧？

隔天早上，我跟嶋田護理師說了這些症狀。

「我馬上跟醫師報告您的狀況。」她說完馬上回到護理站。沒多久，若葉醫師就出現了。

「怎麼了嗎？」

我詳細地跟若葉醫師說明我的視線問題。

「醫師，有沒有可能不是腦部腫瘤造成的，而是單純眼睛的問題呢？可否請您檢查一下我的眼睛？」

「我了解了。馬上安排。」若葉醫師說完後立刻走出病房，沒多久後又回來這樣說道：

「我已經為您預約了下午的眼科門診。我們會再做詳細的檢查。」

「謝謝您。」

這果然是綜合醫院的強項呀！

中午過後，我去眼科門診。眼科候診間人多得像菜市場，大概是因為眼科並不是與性命相關的疾病，候診的人們臉上神情比呼吸胸腔內科的人要來得少了許多悲壯感。

等了快一小時左右，我進到診間，準備好要做檢查。

我被領到一間放置有眼部檢查機器的狹小房間。

「請在這裡坐下，眼睛看這裡，我們從右眼開始檢查。」

我遵照指示看著檢查機器。

「好，請看正面，好，右邊……」

我就像這樣，一一接受了檢查，大概過了一小時後，終於完成所有檢查。

「我們會把檢查結果轉給醫師，請到候診間等候我們呼叫。」

我回到候診間的長椅上坐著，耳邊傳來身旁男性與護理師的對話，好像是決定了要接受眼部手術。

「究竟為什麼不行呢？」

「對不起，這是我們的規定。」

「但是，我不想拿下來。絕對不想。」

「對不起，規定就是這樣……」

「為什麼不行呢？真的嗎？」

「是的，對不起。」

究竟有什麼困擾呢？我側耳傾聽著。

「其實，這是假髮，我，不想拿下來……」男性垂頭喪氣地說。

原來是假髮呀……拿下來一下又不會死……真是令人不自覺地想發笑。

「刀根先生。」叫到我了。進入診間，看見一位瘦瘦的年輕醫師。

「刀根先生，那個，肺癌……是嗎？」

「是的，第四期。」

醫師的表情瞬間僵硬。

「那個，針對刀根先生您的眼睛，我們做了很多檢查……」醫師有些口齒不清。

「然後呢？」

「事實上，我們發現您眼睛有癌細胞。」

「腫瘤，是嗎？」

「是。我們推斷，肺癌轉移到眼睛。這樣的情況很罕見。」

「這樣呀！」我的癌細胞真的是拚命三郎。

「而且兩眼都有。」

「哇！」

「我們推測，右眼的視線扭曲、左眼的斑點都是起因於腫瘤。」

醫師畫了一個眼睛的圖，開始為我詳細解說。

「刀根先生的情況是，光從外面進入眼睛後，經過水晶體到成像的虹膜、視網膜這裡的地方出現了腫瘤。因此，您才會看見扭曲與斑點。」

「原來如此……」

「由於眼睛的腫瘤非常少見，本院沒有專家可以應對。明後天會有眼部腫瘤與眼內腫瘤的專科醫師到本院來，屆時再請接受那位專家的診療。」

「我了解了。」

我離開眼科診間。沒想到，竟然會轉移到眼睛……

不過沒關係，反正眼睛也不會死人。

34 我身上不會發生不需要的事

隔天，我在走廊散步時，福山醫師叫住了我。

「刀根先生，說不定您可以提早出院喔！」

「咦，這樣呀？」

「是。通常我們開立化療藥物給病患後，需要花兩週時間觀察患者的副作用狀況，刀根先生您看起來沒什麼問題。」

「那是因為，我的適合率是100％，是嗎？」

「是的，我想那也可能是原因之一。」

「太好了！」我不自覺地做出勝利姿勢。

「我們會再正式通知您，但目前看來很有可能會是那樣的結果。最快這週內，最晚應該是下週就會決定喔！」

「謝謝您。」

剛住院時，我完全沒有想過自己有一天會出院。那時，只想著完全交託給醫生，一心只想著要體會這件事。

我可以出院了呀……我還可以回家去呀！

我馬上寫了封郵件給妻子。

「剛剛醫師跟我說，或許這週可以出院。週五或週六。那幾天妳有事嗎？能來醫院一趟嗎？我試著問問看，醫院能否配合我們。」

隨即，我就收到了回信。

「我週五六日要工作。七月十日的週一可以嗎？」

「我會問問看。另外，我身體狀況滿好的喔！」

「原來如此。真的太好了！短短期間內就有療效，ALK真的很厲害！」

我好像看見妻子開心地跳起來。

沒多久，福山醫師跟若葉醫師來到我的病床邊。

「刀根先生，如同剛剛我跟您報告的那樣，您可以出院了。昨天做的X光檢查跟電腦斷層掃描檢查結果良好，這樣應該沒問題。另外，腰椎骨頭轉移的部分，我們認為有藥物可以應對，現在不做放射線治療也沒問題，我們決定讓您繼續服藥，過一陣子再看看狀況。出院日期看是要這週五的七日，或是下週一的十日都可以。您決定怎麼樣？」

「那麼，我妻子下週一有休假，我想十日出院。」

「了解。太好了！」兩位醫師微笑著，看起來很高興。果然，對於醫師來說，能看到患者復原出院是最開心的事。

他們離開後，我收到妻子的來信。

出院的那天，竟然是我們結婚二十四週年紀念日。

「預計出院的七月十日那天，是我們結婚二十四週年紀念日喔！這是一種共時性。」

「哇，真令人驚喜，我完全沒注意到。」

「第二十五年開始要展開新生活囉！」

「我覺得生命中發生了有點厲害的事耶！」

「這一切都是靈魂的計畫。一切都會越來越好。放下內心的不安，試著全然相信，居然學習到這麼多。要說這是共時性也行，我覺得也是一種訊息呀！」

我居然能出院……當我這樣想，腦中就響起住院前一天河野先生所說的話。

「如果出院，請到南伊勢來一趟。讓身體沐浴在自然能量中好好調養。我有一棟小木屋，如果有空，就來住個一兩週，開心住到飽。我會用便宜價格租借給你。」

好，來去南伊勢吧！不，非去不可。

我立刻發了封郵件給河野先生。

「您好。我預計於下週一的七月十日出院。我回想起住院前一天與河野先生見面時，您所說的話非常重要。我真實感覺到，這發生的一切都是我靈魂計畫的一部分。謝謝您。出院後，我想去一趟南伊勢，因此想請問您何時方便讓我們去打擾呢？」

當天傍晚，我就收到了回覆。

「刀根先生您好。有很多朋友支持著您呢！關於您要來南伊勢小木屋的事，七月十二日到二十日、或是二十五日到三十一日這段期間，您可以盡情入住喔！」

「我了解了。我們考慮之後再與您聯繫。」

我的心已然徜徉在南伊勢的大自然中。

隔天，為了讓外面請來的眼部腫瘤專家看診，我又去到眼科診間報到。陰暗的診間裡，坐著一位看來身經百戰的男醫師。

「刀根先生是嗎？」

「是的。」

「來，請坐這裡，把下巴放上來。」醫師說畢，就把原本放在一旁、像是動作片中常見特殊部隊用的夜視鏡那樣的瞄準鏡穿戴好。看來確實有點帥氣。

「好，我們從右眼開始。」

醫師用瞄準鏡望向我的右眼。我感覺正前方有道刺眼的光射入眼中。

「好，請看上面。」我將眼球往上移動。

「好，右上……好，右邊……好，右下……」就這樣，眼球轉了一圈。

「接著換左眼。」我遵照著同樣指示，讓左眼也轉了一圈。檢查結束，醫師取下瞄準鏡，專注地看著影像裡剛剛拍攝的眼睛內部照片。

「確實是腫瘤，兩眼都有，但是左眼比右眼要來得嚴重。是腫瘤下方的水腫造成了視線的扭曲。」

「原來如此。」

「腫瘤相當大，尤其是右眼。」
「很大呀……」
「確實是。我們做放射線治療吧！放射線。」
「您是說要照射放射線嗎？」
「是。一般腫瘤這麼大時，都會做放射線治療。」
「大概會需要做多久？」
「兩週時間。如果在我那裡做要兩週，而且是每天做。」
「要做到兩週這麼久呀？」
「沒錯。雖然對眼睛照射放射線確實會造成白內障，但總比失明要來得好吧！」
「確實是這樣，但……」
「好，最終需要您的醫院……您是肺癌，對嗎？」
「是肺癌。」
「那麼，可能要交由呼吸胸腔科醫師來決定，總之我先跟您報告結果。之後再請詢問您的主治醫師。」
「主治醫師是指肺部的嗎？」
「不，是眼科醫師。請先到外面等我，等一下再叫您進來。」
我走出診間，坐在指定診間前的長椅上等待。
嗯……現在是什麼情況？

好不容易可以在七月十日出院了，難道要延後兩週嗎？七月十日可是我的結婚紀念日啊！明明只要放上最後一塊拼圖就完成了。

我開始感到不安。難道是我搞錯了嗎？順流要開始變成逆流了嗎？

「不，等一下，這樣不對。」我聽到從內心深處傳來的聲音。

吸引力法則呀！

你會把期望的未來吸引到眼前來的。之前也把「安立適膠囊」吸引過來了，如果不能把出院變為實相，那是要怎麼辦呢？絕對不能洩氣、要靠想像。

我在心中默唸：「我身上不會發生不需要的事。」

「我要在七月十日出院，然後去南伊勢旅行！」

過了一會兒，叫到我的名字。我走進診間，在診間的是之前跟我說話的那位年輕醫師。

「我收到腫瘤門診醫師的報告……而且也跟您的呼吸胸腔科醫師談過。」

「是。」

「好，結果是……」

「結果是？」

「我們對藥物的效果有信心，之後再觀察您的狀況即可。」

太好了！

「請您定期回診，如果發現情況惡化，那時再做放射線治療。」

「謝謝您。」

就這樣，正式決定在七月十日出院。

35 出院

七月十日早上，妻子一早就來到醫院辦理出院事宜。我看著自己記事本上詳細記載著之前做的各種檢查與治療，以及來探病的朋友們。

我在六月十三日住院，七月十日出院，加上今天，整整住了二十八天。

這段日子裡發生了不少事……算了一下來探病的人，居然共有七十四人。

這麼多人來看我，由衷的感激大家，也因為親朋好友的關懷，讓我走到現在。我把記事本抱在胸前，回想著每一個人的臉龐，認真地一一向他們道謝。

「今天要出院了呀！恭喜您。」嶋田護理師開心笑著說。

「真的很受您照顧。非常感謝。」我低頭道謝。

「感覺有點孤單呢！」

「我也是。住院期間讓人感到舒適……甚至還想著，說不定可以住更久呢……」

「但是能出院真是太好了。請務必保重喔！」

「謝謝您。」

我跟嶋田護理師道別後，再去跟山越護理長打了個招呼，就跟住了一個月的地方說再見。

從食堂能看見的美好風景與天空樹。

明亮的走廊與令人感到溫暖的護理師們。

真的深受大家照顧了。謝謝大家。

我在心中跟東大醫院道別，然後在一樓的櫃台辦理出院手續後，與妻子兩人走出了醫院。

與住院時不同，醫院外吹著夏季溫暖的風。

原來已經是這個季節了。

我轉頭望向身旁的妻子，她正笑著。

啊！可以出院真是太好了。真是幸福呀！

走出醫院後，還是會馬上感到喘不過氣來，髖關節也還是隱隱作痛。我開始服用「安立適膠囊」至今也才第十天，應該不會那麼快就有療效。我邊走邊休息，之後坐上電車與公車，終於抵達家門。

「我回來了！」

空無一人的房間裡，只有我的聲音迴盪著。我終於回到離開一個月的家。真是不可思議。

從離開家門那天，完全無法想像我會回家來，原先還以為再也不可能踏進家門。

「休息一下吧！」妻子提醒我。

「好，我想要泡個澡。」

因為在醫院都只能沖澡，我一直想要好好泡個澡。妻子馬上去幫我放水。

一泡到浴缸裡，溫暖的水馬上熱透全身。手指跟腳趾充滿麻麻的喜悅感。

但泡澡到一半，發現浴室地板有黴菌，於是我拿起棕刷開始刷洗起地板。水立刻混著黴菌變成了黑色。

用蓮蓬頭沖洗後，整個地板變得清潔溜溜，我的內心也舒爽了起來。

明明才剛出院，居然就開始打掃浴室了……

看著乾淨的浴室地板，我不自覺苦笑起來。

36 前往南伊勢

出院後的隔天，我跟妻子兩人來到東京車站。根據河野先生給出的時間做出調整後，我們決定十二日到十八日這七天都要在南伊勢度過。

從家中搭公車轉乘電車抵達東京車站時，我已經筋疲力盡。體力這麼虛弱是因為我直到前天都還在住院中呀。車子進站後，我走進車廂，一屁股坐進東京往大阪的新幹線座位上。

我狼吞虎嚥地吃下妻子買來的三明治。仔細想來，自從蜜月旅行後，就再也不曾這樣跟妻子兩個人一起旅行。而且，當年的今天還是我跟她啟程去度蜜月的那一天，總覺得意義深遠。這趟南伊勢之旅的真實意義就在於這是我們第二次的蜜月旅行。

這是慶祝我人生再出發的旅行啊！

我側目看著正吃著三明治的妻子，心裡這樣想。

「等從南伊勢回來再開始飲食限制。」我說道。

「好，接下來打算怎麼做呢？」

「我覺得吃糙米青菜的葛森療法沒什麼效果，所以打算要試試限醣飲食。」

「啊，那個呀。」妻子似乎想起限醣飲食醫師所說的話。

「但是，總之暫時先想吃什麼就吃什麼吧！」

「說的也是。」

我們在名古屋下了新幹線後，搭近鐵一路往南行。電車在經過了津、四日市、伊勢後，終於在中午過後抵達鵜方車站。

我們走到剪票口時，就看見河野先生在外頭揮舞著雙手。

「歡迎你們來，謝謝你們。累了吧？」

河野先生說完，就把行李接手過去搬到車上。

「先到我家吃飯吧！」

我們三人坐上車。一路上，從車窗可以看見蒼綠的樹木，偶爾還能看到海，總感覺有種懷念。或許是因為這裡的氛圍很像我母親靜岡的老家。

大約三十分鐘後，我們抵達了河野先生的家。

河野先生的家位於離河口更裡面的地點，房子外觀小巧而溫暖。

「來，請進。我做了蔬菜咖哩。」

享用完河野太太親手做的蔬菜咖哩後，河野先生開口說道：「您將要入住的小木屋距離我家約一個小時車程。」

於是，我們三人又再坐上車前往小木屋。從車窗看出去，沿路風景的樹木逐漸變得深綠，偶爾左轉時，可以看見藍色的大海。
「刀根先生的好朋友中是不是有位名叫舟橋先生的人呢？」
「啊，有的。」
舟橋先生大約是十年前我心理學研修課程的學生。我記得他正是住在四日市，同為三重縣的人。總而言之，他這個人就是學習慾強，對任何事物都感興趣。幾年前我曾經因為到四日市工作而與他一同共進晚餐過。
「今早，我收到來自舟橋先生的信……」
「原來是這樣啊！我想可能是因為我曾在臉書上寫過關於您的訊息，他因此搜尋到您。舟橋先生果然厲害，什麼都難不倒他。」
我在住院的六月十三日時，把河野先生的事寫到臉書的貼文上。
「感覺又是共時性啊！」河野先生說道。
「對了，舟橋先生正是住在四日市，同樣是三重縣喔！」
「這樣呀，那真的很巧呢！請問我可以跟舟橋先生說您來到我這裡暫住的事嗎？他一定會嚇一跳的。」
「好，完全沒問題。」
一路上我們聊著舟橋先生，不知不覺間就抵達小木屋。據說這裡叫做新桑，谷灣式海岸的河口滿是深藍色海水，後面則有大片深綠色樹木，小木屋就坐落在山海交界的位置。
下車瞬間，就聽到了野鳥的叫聲。

這裡的野鳥鳴叫聲跟我每天躺在病床上，被至福包圍著聆聽的鳥鳴聲一模一樣。

「嗚哇…鳥叫聲，而且是真的鳥叫聲。」

野鳥的鳴叫聲大聲且毫不間斷地持續著。

「是啊！這地方人跡罕至，所以有很多野生動物們居住在此。剛剛是黃鶯的叫聲，現在則是杜鵑喔！」河野先生邊聽邊跟我解說各種鳥叫聲。

「小木屋的另一邊有條河流，有時也會看見野豬。牠們會在早晨跟傍晚時到河邊喝水。我也曾經碰到過鹿跟猴子。」

「哇，這樣啊！我想要看看野豬。」

「刀根先生，請多做深呼吸。這裡的空氣跟都市裡的不同喔！」河野先生有些淘氣地笑著。

於是，我試著大口呼吸。雖然現在還無法深吸，但仍能感覺到這裡的空氣明顯不同。在空氣中、空間裡充滿了生命能量。光只是呼吸空氣，肺部跟身體裡的細胞就歡欣鼓舞。

「光是待在這裡就能把病治好呢……」我這麼想著。

「晚上睡覺的地方在這裡。」

河野先生跟我們介紹的小木屋非常寬敞。

「我想跟您介紹我喜歡的地方，刀根先生，現在身體狀況還可以嗎？」

「好。只要不那麼遠就沒問題。」

「那我們出發吧！大約要走十五分鐘。」

河野先生說畢就領著我們走出門去。

我們穿過稀稀落落的其他人家後進入了森林中。耳邊，雄蟬猛烈地鳴叫著，鳥兒們也熱情唱和著。真棒！我終於來到真正的自然中。明明前天人還躺在醫院裡……突然感到非常奇妙。

「就是這裡。怎麼樣？這是我的私房景點。」

河野先生帶我們來到一片宛如森林中神聖空間般的草原。

「哇，感覺真好啊！」

「這裡不會有人來。就算在這邊躺一整天也不會有人打擾，而且最棒的是，『氣』很充沛，對吧？」

如同河野先生所說，這個空間很清爽且充滿了能量。

「躺在這片草原上，就會覺得渾身舒暢。」河野先生開心地笑著。

「不過，想必今天您一定很累了，明天開始，只要有時間，請您來這裡躺著休息。身體一定會感到很開心。」

「好，我一定會。謝謝您。」我跟妻子兩人向他道謝。

回到小木屋後，河野先生說道：「明天開始，我會教您我的療癒法門『觸療』。」

「好。」

這次來到南伊勢，不單是要在大自然中休養身體，河野先生還會教我療癒的手法。或許我跟妻子兩人也能獲得療癒的能力，我們也期待能成為療癒者。

37 療癒與伊勢神宮

隔天起的三天裡，河野先生教我們他獨自開發的療癒手法「觸療」。

「在我開始教你們之前，我要先說明我的世界觀。」河野先生說完後，就開始娓娓道來。

「有許多人認為人生是修行的地方，確實，要這麼想也行，但是我卻認為，人生基本上是一場遊戲。我們帶著能使用一輩子的門票，為了體驗各種情感的遊戲項目而來到名為地球的這個遊樂場來玩。這樣一來，我們在地球上所體驗到的困難、困境或是問題都再也不是問題，無論是多麼令人難受的情緒或是不想讓人看見的弱點、缺點也都不會是困擾，因為這些可能都是為了提升我們的愛而來的課題、挑戰或冒險。而決定要來到這裡體驗的，正是我們自己。」

「原來如此，是一場遊戲啊！」

我想起梵文的里拉（Leela）這個詞。剛剛河野先生所說的意境跟這個詞的意義相吻合。

「人生陷入絕境跟認真生活是不同的。如果我們能好好察覺到自己的人生觀或生命觀，越是有覺知地加以擴展，人的可能性也會大大展開。實際上，光是允許自己繼續在這個地球上好好遊戲，就會打開治癒身體的開關。我曾經認識這樣的人們。」

「原來如此。」

「接下來，我要教你們的『觸療』，並不需要思考得很深入或是很努力去做，也不需要專業知識。倒不如說，請把多餘的想法放一邊，放輕鬆，接下來把一切交給身體。如此一來，新的療癒空間，或用另一個說法來說，創造性的遊戲空間就會出現。而我們要做的，不是在那個空間中聚焦在問題上，而是試著集中注意力在提升自己生命力與喜悅上。這樣一來，最終你以為的問題會自動剝落。」

「剝落嗎？」

「是的。對於有意成為療癒師或是治療師的人來說，有件事比技術要來得重要。你猜猜看，那是什麼？」

「我覺得是Be，也就是自我的存在方式。」

「果然是刀根先生。沒錯，就是存在。所謂的存在，一言以蔽之就是存在的品質。某種意義下，我們就是精神性磁鐵般的存在。無論是以愛、喜悅、溫柔、自信為本的行動，或是以不安、恐懼、混亂、自卑為本的行動，都是經過選擇後啟動的行為，然而這兩者所吸引來的結果或是創造出來的實相卻全然不同。不管是任何健康法或是治療法，只要奠基於不安或恐懼，在能量上都會是不健康的治療法。」

「原來如此。我之前就是基於對癌症的恐懼而做了許多努力。果然，Be，也就是存在的方式才是最重要的。」

從那天後的幾天內，河野先生教導了我們許多種療癒方法。以前我總以為，療癒這件事，只能是具有特殊狀態的人才能做到，但是，河野先生所教導的「觸療」卻很不一樣。只要能感覺到內在流動的能量場存在，事實上一點也不難。可能是因為他很擅長教導，我跟妻子在短短數天之內就完成學習。

河野先生不在時，妻子就會用剛學會的手法來療癒我。被療癒時非常舒服，我感覺身體自然地被療癒而且細胞也活化了起來。

被大自然包圍、被療癒手法療癒，精力越來越充沛。

來到南伊勢第五天的傍晚，舟橋先生來看我。他是第一天時跟河野先生聯絡的那位住在四日市的朋友。

「我今天剛好要來伊勢工作，結束後就順道過來。原本是打算要去東京探望您的……」

「別這麼說，您能特地來這裡看我，我很高興喔！」

「不過，令人驚訝的是，刀根先生居然在我寄信的當天早上來到這裡，這真是奇妙的共時性啊！」

「真的，很神奇耶！居然是當天早上。」之後，我們開啟了久違數年的談話。

「明天就是最後一天了吧！您打算還要去哪裡呢？」舟橋先生詢問道。

「我們打算去伊勢神宮走走，想藉此機會把伊勢的內宮跟外宮都走一遍。」

「這樣呀……」舟橋先生想了一下後說道。

「說到伊勢神宮，我想要推薦您瀧原宮。它雖然有點偏遠，但那裡的氣就是不一樣。我光是走在參道上就會起雞皮疙瘩。」

「這樣呀！居然這麼神奇。」

接著，舟橋先生熱切地把他曾經在瀧原宮的體驗一一說給我們聽。我突然想起，之前河野先生也曾經推薦過瀧原宮，據說他姊姊之前來伊勢時，也曾在那裡有過神奇體驗。只不過當時我拒絕了河野先生的推薦，決定只要去伊勢神宮內外宮就好。

但今天舟橋先生再度提及，我心想，該不會這是宇宙透過他要我去瀧原宮一趟的訊息吧。於是我改變心意地說：「謝謝您。我明天還是去一趟瀧原宮好了。」
最後一天早上，我把要去瀧原宮的事跟河野先生說。
「我也覺得去一趟瀧原宮好，畢竟那裡的能量就是不一樣。」
於是，我跟河野先生、妻子三人出發前往瀧原宮。瀧原宮位於離伊勢神宮有點遠的山裡，於是車子一路往山裡開去。
瀧原宮佇立於深山中，遺世獨立，也少有參拜者。有一說是，伊勢神宮的內宮原本要建築在此。或許由於這裡自古就是神聖場域，我在那裡當真感覺到強大的能量，連空氣的密度都非常高。
參道兩側矗立著參天大樹，我們行走在這充滿神聖氛圍的參道一陣子後，聽到不遠處傳來河流的流水聲。接著聽到河野先生叫喚，原來先我們一步抵達的河野先生站到了河岸邊。
「請到我這裡來。這條河流確實有著很強的能量喔！」
我感覺到有一股看不見的流隨著河川上游流洩而來。
「你看，有青蛙。」妻子的手掌上有一隻小青蛙。
「走吧！還要再往上走才是本殿。」河野先生抬頭看著。
我們三人順著河流邊的步道走上去，馬上就看見了本殿。
這裡跟一般神社不同，一座完整保留了建材上原始木紋的建築物就凜立於這深綠森林中。
河野先生輕推著我的肩膀。
「刀根先生，請去那裡站著。」

「咦？」

河野先生手指著充滿神聖氛圍的大樹底下。

「那個地方是行家都知道的能量點喔！刀根先生您現在身體虛弱，快讓自己置身於那充滿能量的地方吧！」

這地方除了我們之外沒有別人。

「好，就照您所說。」

我走到河野先生建議的大樹邊站立。

結果，從地面大量湧起一股不知名的東西，轟轟轟地像是漩渦般席捲而上，有一股能量由下而上地通過我，直衝上天。

這是什麼？太驚人了！

那股漩渦般的能量流就這麼從我的尾椎骨一路通透到頭頂，我整條脊椎都充滿了麻感。

好麻！我從來沒有過這樣的體驗。該不會有神降臨吧？不，與其說是神，倒不如說是地球的能量。

我在這樣的能量裡待了好一陣子，隨後轉而去參拜本殿，然後離開瀧原宮。

在我們從瀧原宮前往伊勢神宮外宮的車上，我從車窗往外眺望，突然像是聽到這座山與森林在跟我說話。

「你做得很好。已經沒問題了。」

那是南伊勢自然界傳來的聲音。我甚至可以感覺到，大自然努力把能量送給虛弱的我。我突然感到眼前一陣眩暈。

謝謝你！樹木呀！山呀！鳥兒們呀！真的謝謝你們。我感受到來自大自然的愛。

我悄悄掉下了眼淚，小心翼翼地沒有讓車上其他兩人察覺。就這樣，我結束了在南伊勢為期一週的充電時間。

現在的我，跟出發去南伊勢前全然不同，我的身體狀態完全回復了。

38 後來……

從南伊勢回來後隔天的七月十九日，我到東大醫院回診，接受全身電腦斷層掃描與血液檢查。再隔天的二十日，與妻子兩人一同前去聽檢查報告。

門診的井上醫師看著我說道：「住院這麼久，辛苦您了。您感覺如何呢？」

「我覺得變得更有精神了。出院後，我去了一趟南伊勢，在大自然中好好休養了一個禮拜。」

「哇，那一定充滿活力呀！」

「我還看到了野生山豬。」

「哇！野生的嗎？真棒！」

「對，多虧了大自然，我現在感覺非常有精神。」

「那真是太好了！對了，今天有好消息也有壞消息要告知您。您想先聽哪個？」

「好，請先說壞消息。」

「關於血液檢查結果，表示肝臟功能的AST跟ALT兩個數值都超標。我們推測是『安立適膠囊』的副作用所引起。」

AST標準值一般在十三～三十之間，但我的是一〇九，而ALT標準值則是十～四十二之間，我的是一八八，超標非常多。

「明明『安立適膠囊』很有效，卻有這樣的副作用，真是可惜，這樣一來，我們就不能繼續讓您服用那個藥物，因為再讓肝臟繼續有所負擔，恐怕會出現其他意料之外的症狀。」

「好。」

「我建議先暫停服用『安立適膠囊』一週，看看肝臟指數能不能恢復正常。」

「好。完全沒問題。」

我覺得就算沒有「安立適膠囊」，我也能恢復健康。

「那麼請一週後再來回診。先從今天開始停藥，等到下週檢查報告出來後，再決定後續要怎麼做。」

「那好消息是什麼？」

「根據昨天電腦斷層掃描的結果，癌細胞明顯縮小了！」

井上醫師將電腦螢幕上的畫面顯示給我們看。螢幕上有兩張對照影像，分別是六月十四日跟七月十九日的。相較之下，左肺的原發癌變得非常小。

「變得很小喔！請看這裡。」井上醫師用筆指著電腦斷層影像。

那影像就連一般人也看得出來，縮小非常多。井上醫師在畫面上顯示尺規，把腫瘤的尺寸標示給我們看。

「你看，上次六月十四日的影像，這個原發癌約四．八公分×三．三公分。昨天的影像上，則變成一．八公分×一．三公分。整體體積約只剩下八分之一。而右肺的小小腫瘤則幾乎消失不見了！」

原本在我右肺中像是滿天星般數不清的小點，現在幾乎不見蹤影。井上醫師指著我右肺影像那些黑黑的部位說道。

「我們推測，這些都消失了。」

「消失……」

它們去到哪個異次元空間了嗎？

「腦部的狀況也大致相同。」

接著，他把腦部的電腦斷層影像給我們看。

「腦部腫瘤幾乎看不見。在這個影像中，我們完全無法分別出曾經出現腫瘤的部位。」

哇，很厲害耶！

「醫師，請問其他呢？其他部位呢？」

井上醫師一一調出各部位內臟器官的電腦斷層影像，然後說道：

「肝臟跟腎臟、脾臟的癌細胞也都幾乎消失不見了呢！」

井上醫師調出我的骨頭電腦斷層影像後，用筆指著螢幕說道。

「目前看來，骨頭修復得很好喔！這個白色部位就是開始修復的地方。」

影像中，呈現黑色的骨頭部分有白色新形成的骨頭。

「腫瘤標記CEA是三十四．二，約大於標準值五．〇，但是比上次六月的五十．〇還要下降許多。整體感覺很好喔！接下來應該會持續下降。」

「哇，真好啊！」

「請問曾經有患者在吃了『安立適膠囊』後，肺癌細胞完全消失的經驗嗎？」我試著提出疑問。

「就我所知，在電腦斷層影像上，看見癌細胞全部消失的人數在幾個百分比以內。」

「那我將會成為這一群。」我笑著說道。

我身體裡那些轉移得亂七八糟的癌細胞，居然在短短二十天內幾乎都消失了。

我與妻子走出醫院後，忍不住相視而笑。

「奇蹟呀！有奇蹟發生了！」

「真的太好了。我們一定要向老天爺道謝才行。」

或許真的是「安立適膠囊」的威力很強。但我認為不只是這樣，還包括了至今我所採行的嚴格飲食限制，淨化了身體；釋放曾經壓抑的「悲傷」情緒；南伊勢的大自然之力；療癒的力量。宇宙大存有與靈魂的計畫，以及妻子對我無私的照護與愛；把我掛在心上的兒子們與我的父母親、姊姊、特地來探病的每個人的心意，是這些力量將這樣的結果帶到我身上來的。

一週後的血液檢查中，肝臟數值回復正常，甚至連腫瘤標記CEA也持續下降，所以只需要服用一般量的「安立適膠囊」就好。

八月中旬，出院後的第一個中元節時，母親說道：「其實上次我不敢說出口，我以為小健會活不到正月過年時。所以現在能看到你，我很幸福。光是能生下你就感到很幸福。你能活下來，對我而言就是幸福。」母親這樣說著，邊用手拭著淚。

罹癌之前，我對於活著這件事，大多是無意識地受到許多制約、責任與義務的牽絆。我認為，如果不能好好地盡責、不能好好扮演好人生角色，活著就毫無價值。

然而，事實並非如此。每個人只要活著就很足夠了。因為活著這件事本身就是奇蹟、喜悅、幸福。不只是我，妻子也是。孩子們也是。不單是我的家人，而是活在這世界上的所有人都是。大家光是活著就已經充滿奇蹟，是一件了不起的事。

八月底時，或許是因為我停止服用類固醇藥劑Decadron，身體狀況暫時變得低落，但之後順利恢復了體力。到了十月底，髖關節跟坐骨疼痛消失，我不但能正常行走，也能短距離地奔跑了。

十一月時，腫瘤標記CEA數值終於回復到標準值。除了CEA以外，指數ALP跟KL-6也同時恢復標準。

十二月底時，我曾經因為放射線治療而脫髮的地方重新長出頭髮，不再需要戴著帽子。現在我肺部的刺痛感已經消失，只有偶爾才會出現。

隔年二〇一八年一月初的電腦斷層掃描中，我的原發癌變成白霧狀，如同井上醫師所說，「這影像看起來像是留下某些痕跡的樣子。可見得癌細胞並不活躍。」

然後，進入三月後，原本沙啞無聲的聲音已大致回復原狀，與罹癌前並無二致。

就這樣，突如其來的體驗深深刻劃在我的人生中，而癌症就這麼從我的身體裡消失了。

第二部

癌症教我的事

人生中引發奇蹟的臣服法則

從那之後，日子就這樣過了兩年。

幸運的是，至今癌症都沒有再復發，體重也回復了六公斤，脂肪與肌肉都已經長齊全，不再是皮包骨的模樣。

前些天，我回醫院做定期檢查，並詢問井上醫師一些問題。

「醫師，我覺得我的身體裡已經沒有癌細胞，這樣算不算治癒了呢？」

「說的也是。我認為是接近治癒的狀態，或許說是治癒也沒問題。」井上醫師邊說邊開心地笑著。

我的身體裡現在完全沒有癌細胞的影子。

雖然因為考量到體力而辭去拳擊教練的職位，但又開始回到心理學研修講師的工作上。

有時走在街道上，會不經意地想起那個氣喘吁吁爬樓梯的時刻，或是因為髖關節疼痛而坐在電車座位上的畫面，以及那個坐骨的疼痛感。在安穩度日中，我這樣懷念著過往的疼痛，內心浮現出某個疑問。

自從醫師宣告我罹患癌症到癌細胞徹底從體內消失的這十一個月之間，這些筆墨難以完全形容的體驗究竟是怎麼回事？又究竟代表著什麼呢？

那段時間，我感覺自己宛如置身於角色扮演遊戲中，隨著布景一幕幕不斷變換，過程中與許多人邂逅，也經歷各種體驗。

說到底，透過癌症，我獲得了什麼？我的人生又有了怎麼樣的轉變呢？

而癌症帶領著我，究竟想要讓我見識什麼樣的人生風景呢？

我的靈魂計畫究竟又為我安排了怎麼樣的體驗呢？

當時參加寺山老師的工作坊，我抽了一張牌卡「the purpose（目的）」。牌卡上的圖畫是一個拿著鶴嘴鍬的人將岩山鑿開，從中露出發光礦石的圖。牌卡裡的岩山，意味著什麼呢？鶴嘴鍬意味著什麼？發著光的礦石又代表什麼呢？

接下來，對於我所懷抱的這些疑問，我有一些想法與各位分享。

(1)生病的原因

生病是指身體不再健康。而無法維持健康有幾個理由。據我思考的結果，原因有以下四個。

①**身體因素**
②**心理因素**
③**能量因素**
④**靈魂因素**

不管是正為疾病所苦或是健康的人，我的經驗或許能提供各位參考。

身體因素

身體因素是指，為身體帶來負擔的生活習慣。以前的我幾乎每天從早到晚都在工作，白天是研修課程講師，晚上則是拳擊道館的教練。不論身體如何疲憊，我都從未停止工作過。因為我認為，人應該要那樣生活。

我不單忽略身體的疲勞，也隨時充滿緊張感，持續傷害著身體。也就是說，我每天緊繃著自己，使自律神經的交感神經時刻處於優位，亦即刺激上癮。

白天時，我在眾多學員面前講課，到了晚上，我又把自己投身在「只許成功不許失敗」的勝負世界裡，我覺得自己得要這樣活著才行。在這樣的日子裡，我感到無比的有價值與充實感，卻渾然不知疲勞正在侵蝕著身體。

當時妻子雖然不斷叮嚀我要適時休息、要早點就寢，但我卻充耳不聞。我每天總在十點過後才吃晚餐，洗澡也是隨便沖個澡就草草了事，從來不好好休息泡個澡。現在想來，我根本在壓榨我的身體。

殊不知，人只要一緊張，血管就會收縮，進而造成手腳冰冷、血液循環不佳，最終導致自由基大量囤積在體內。正好，癌細胞偏好低體溫的環境。

自由基會傷害細胞，而受傷的細胞在修復時會產生錯誤轉譯的癌細胞，據說人體每天會製造出三千到五千個癌細胞。

再加上，人一旦處於神經緊繃狀態，白血球裡的淋巴球也會跟著減少，這是我罹癌後才知道的。淋巴球是消滅癌細胞的重要白血球，當時的我應該是時刻都讓自己處於淋巴球減少的狀態。

我猜想，正是這樣的生活習慣，容許了我體內的癌細胞不斷增殖。

總而言之，若疲累的身體無法適時休息，生病是早晚的事。我認為，讓身體的緊繃與放鬆取得平衡非常重要。因為我自己就是在失衡狀態下生病的。因此讓身體保持舒緩、溫暖才是維持健康的根本。

心理因素

心理因素是指生存方式。如同第一部裡曾提及的，我的父親很嚴肅。從小我就在「你這裡做錯了」「要更努力才行」「你做得還不夠」的指責下成長。對於父親來說，或許這樣算是教育，但是我卻時常哀傷於自己不被接納感，於是，在不斷受挫下，我選擇不再靠近父親。因為靠近，只會帶來傷害。

不被父親認可的狀態，讓我內在形塑出的自我形象成了「自己是很糟的人」。為了逃避這樣的內心狀態，於是我開始拚命塑造出一個看似完美的自己以取得眾人的認同。

然而，人不可能永遠完美無瑕，一旦以成為完美的人為目標時，就容不下一丁點瑕疵，於是便陷入不斷指責自己的狀態。也就是說，我的腦袋裡有個挑剔我、指責我的父親聲音，時刻指出我的不夠完美。

這也造成我在研修課程講師跟拳擊教練這些工作上卯足全力，不肯稍作喘息。我想要追求完美，在研修課程講師工作上得到滿意度滿分的評價，在拳擊教練的工作上則求每次出戰都獲勝。

只要出現一點不符合預期的結果，就會打心底浮現對自己失望的無力感，回到「我果然是沒用的人」的自責中。

而且在自責中，內心還會出現「我不喜歡那樣的自己，也不想再感受到那樣的自己，不，我不是，我絕對不是沒用的人！」的聲音。

為了逃離無限自責的自己，我於是更加追求完美，經常落入試圖擺脫面對內在自我的循環中。現在我知道，在這樣充滿壓力的生存方式下，會生病很正常。像這種宛如沒有煞車的賽車般生存方式，生病實在理所當然。

或許這對各位來說已經是老生常談，但我認為，唯有接納那個不完美的自己，重視自己才是最重要的。

能量因素

與其說是能量，用「氣」來表示，或許更容易理解。在東洋醫學的理論（陰陽五行說）中，各種負面情緒能量很容易累積在各對應臟器裡。其中最具代表性的情緒有憤怒、不安與悲傷。憤怒會累積在肝臟裡，不安會累積在腎臟裡，而累積在肺部的則是悲傷。

我的癌症是起因於父親不接納我的「悲傷」，那些「我不被愛」「我這個人就是不值得愛」的悲傷情緒不自覺地像個雪球般越堆越大。

抗癌期間，我聽到母親說「爸爸是真的很愛你」時，人生中從未有過這樣體會的我，一時間只能呆愣住而完全無法理解那句話的意思。當時我內心只想著，我的父親沒理由是愛著我的，我也未曾敢去思考父親愛或不愛我。

由於「每一次靠近父親就受一次傷」的「悲傷」所帶來的絕望感，讓我把自己阻隔於父親的愛之外，甚至試著不再感覺。但是現在回過頭去看，我才明瞭這一切都是我自己的誤解，當時的我只是個孩子而沒有能力看清楚。

從能量觀點來看，我的肺癌應該是起因於我內心逐漸壯大的「悲傷」能量，因為超過身體能忍受的極限，造成DNA產生錯誤，癌細胞開始增殖。

當時在接受沙織小姐諮詢後，我在緊急住院前，提起勇氣在父親面前坦承這輩子感受到的一切，讓內在所累積的悲傷能量全數排除體外，這件事對於我後續身體復原的影響可以說非常之大。

靈魂因素

我認為，靈魂因素應該是造成我罹癌的最大主因。據說，人在誕生於這個世界之前，就已經大略寫好了這一生的藍圖。諸如，要選擇誰當父母，或是要與誰邂逅相識、分離、結婚都是在來之前就做好計畫的。

因此，我認為是自己把肺癌四期這樣激烈的事件寫在生命藍圖，也就是靈魂計畫裡的。身體或是心理、能量等因素都有可能導致罹癌，但是我認為，如果沒有靈魂計畫作指引，實際上這一切就不可能會發生。因為這個世界上，還有許多人們生存在比我所處狀況還要嚴苛的環境中，但他們並沒有罹癌。如果用他們的條件來評斷，我根本就只是一個在舒適環境生活的好命人而已。

那麼，為什麼會是我呢？「我的靈魂計畫中設定要發生的」這一說法最能讓我接受。

靈魂沒有好壞的價值判斷。人之所以會有價值判斷是基於誕生後逐漸發展的自我。由於靈魂不滅，對靈魂來說，「死亡」不是該避開的課題。靈魂會為人帶來包含「死亡」在內的許多課題，讓人好好體驗罕見的、有趣的經驗。

我的靈魂這次應該是想要讓我體驗「肺癌四期」。對我來說，幸運的是，在我決定臣服之後，從內心深處冒出了「啊，會痊癒」的聲音。也就是，在我這一生中，「因為肺癌而差點失去性命，卻會從谷底重生」的體驗書寫在我的生命藍圖中。

當自己身上或眼前發生令人無法接納的事實，若是從靈魂觀點來賦予意義，人們就能神奇地感到安心。

「發生這樣的事，是靈魂想要我們體驗什麼狀況呢？」

「從這樣的體驗中，靈魂能獲得如何的經驗值呢？」

只要能賦予事件意義，人就不會當局者迷，而能客觀審視自己所處狀況。

如同河野先生所說的，「一旦乘坐電梯向上提升觀點時，視野就會擴大，就能理解眼前所發生事件的意義」，我現在也這麼認為。

因為《意義的呼喚》一書而知名全球的心理學家維克多・法蘭可在其餘生提倡Logotherapy「意義治療學」。我認為，賦予存在意義這件事，如果從靈魂角度來看，就能從更高層次的觀點來看待生命。

雖然至今仍不能確定是否真有靈魂存在，科學界也還不能證實。但是，如果能加入靈魂觀點，我們就能以俯瞰的視野，客觀看待自己的狀況或是情感，我認為非常有意義。

以上是我從這四個因素來分別檢視自身的疾病。我認為，疾病從某種意義上來看，是一種鬧鐘。提醒大家暫停匆忙度過的每一天，好好回頭檢視自己。各位會發現，原來是自己搞錯了生存方式。

這時，浮現腦海的可能是身體因素；可能是心理因素；可能是能量因素；可能是靈魂因素，每一個都有可能，而我認為，浮現腦海的那個因素正是疾病想要傳達給你的訊息。

然而，如果我們沒能好好把握罹病時所帶來的受苦體驗，趁機回頭檢視過往、賦予疾病意義，只是徹底妥協於疾病，最終只會成為疾病的犧牲者。如此一來，這難得的受苦體驗就白費了。

我認為，這樣的思考邏輯不僅適用於疾病，每一個人生體驗都能適用。

如同當時決定要住院的隔天，藤子小姐所說的「所有發生的事件都是自己決定的」那樣，我認為能從這樣的觀點看待事情非常重要。藉由不推託卸責，意識到這一切都是由自己所創造，光是這樣就能從困境中開展出下一道門扉。

停止抱持著「疾病是我自作自受，都是我不好」的罪惡感，轉而著手找到能從中成長的種子。就算是反省，也無需沉浸在自責裡。

總之，試想你要選擇哪一種：是要站在以自己為主角的位置上體驗疾病，或是要站在犧牲者的位置上體驗疾病，差別只在這裡。

如果能將疾病或是受苦經驗當作是一種儀式，透過這種儀式來達成自我成長，之後再發生相同等級的經驗的，就不會再那麼慌張，而能好整以暇地面對。

我認為，所有體驗都是為了自我成長而來。

人生中沒有失敗，所有一切都只是體驗。

(2) 我的生還之道

回頭想想，我所經歷的這一段過程，感覺上宛如摸黑順著一條細細的絲線走了過來。接著，我試著用我的眼光來解釋自己在這一根細絲線上所經歷的一切。

①醫師宣告肺癌四期

我從醫師宣告我罹患肺腺癌四期的那天起就開始失眠。恐懼感完全占據了我的心。腦海中不斷浮現醫師的臉龐、聲音，我深深被死亡的不安所籠罩、被死亡的恐懼所充滿。處於那樣的狀態非常痛苦。我想，應該所有被醫師宣告罹癌的人都有類似的經驗。

所幸，我原本就具備心理學知識，才能應用所知將恐懼從心中排除。由心理學家尤金・簡德林（Eugene T. Gendlin）所開發的聚焦療法（FOCUSING）是一種，捕抓身體裡無法言說的「感覺」，並將這種「感覺」轉換成話語說出後，從身體排除的方法。

如同我在第一部裡所說的，我把臉埋進枕頭裡，試著把身體裡所有的情緒轉成話語吼叫出來。大聲且毫不保留地吼叫著。吼叫到最後，伴隨著舒爽的疲勞感，心中也會出現餘裕。我把幾乎盤據心中的「對死亡的恐懼」全部排出體外。當心中出現餘裕，就能放慢步伐。

在我面對人生難關的肺腺癌四期時，我總能冷靜應對的原因就在此。懷抱著恐懼往前走會很辛苦。因為，在被恐懼綁架的狀態中，人只會裹足不前。

不單是癌症，我認為所有狀況都適用。因此，當人內在有恐懼、不安，或是為某事所苦時，就要積極排除這些情緒。

可以用繪畫的方式、書寫成文字的方式、說出口的方式、大吼大叫的方式、拳打腳踢的方式，選擇任何一種方式都好，總之就是要排除內在的「負面情緒能量」。

如果不能處理好內在情緒，情緒就會反過來牽制你，讓你不斷原地踏步。

②不要逃避，正面迎戰

據說，人在眼前有危機迫近時，只會採取兩種行動——「戰」或「逃」。這是人類自成為狩獵採集民族起所養成的反應模式。試想，當眼前出現大型掠食性動物，你會怎麼辦？

這樣的反應模式也寫在我們的基因中，讓人類能存活至今。

即使是面臨「醫生宣告罹癌」這類心理危機時，人類依舊會無意識地從「戰」或「逃」中做選擇。「逃」這個選項就是全然交託給醫師、醫院，不正面應對治療。

此時，人會不願意了解所謂的「治療」，也不想知道「恐懼」，只是全部交付給醫院與醫師，讓自己盡可能不思考關於身上的疾病。

又或者，完全相信醫院所建議的治療絕對正確（倒不如說這樣比較安心），而自己全然不作為，完全依賴醫院的治療，不假思索地接納醫師所說的一切。

雖然我相信現實中有很多好醫師，但醫師終究不是神。只有自己能掌握自己的命。

「逃」這個選項，如果運氣好，或許能使人從掠食性動物口中存活下來，但癌細胞就存在自己的身體中，所以人是無法逃離癌細胞的。更何況是肺腺癌四期。

於是，我毫不猶豫選擇了「戰」這個選項。我頑固地認為「我絕對要存活下來」並開始戰鬥。因為我認為，一旦臨陣逃脫就沒救了。

現在回頭看，我有把握地說，正是因為我選擇接受事實，由自己親自接手不能交託給醫師的一切。正是這樣的覺悟救了我一命。

醫師總會說些負面的預言，把力氣花在「絕對不接受」這些預言非常重要。因為一旦接受了醫師的負面預言，最終一定會吸引預言所說的結果來到。自己的命要由自己決定。因為，你才是自己人生的主人呀！

至於我究竟是如何讓癌細胞消失的呢？總之，就是拚盡全力，以這輩子從未那般努力過的姿態，拚命調查與實踐。我總共持續了九個月之久。

身體狀況非常糟的時候，對我來說是很嚴苛的戰鬥。然而，在這樣的狀況下，我始終認為「我絕對會從這場戰鬥中存活下來」「我絕對不能輸」「一旦輸了就只能等死」，就是這種不認輸的自我，讓我能在下一階段戲劇性地臣服。

因為，下一階段，我選擇放手，一旦原本就應該放手的自我變得不那麼強，抗拒也就不那麼大。我選擇了放掉強大的自我、強烈的執著、緊緊地抓取。也就是，兩者的差距越大，越能體會到臣服的強度。

我是這麼想的。「戰鬥時，要徹底用盡全力奮戰」「緊握時，就要徹底握緊」，凡是能運用自我之力來扭轉的狀況，就得要這樣。萬一最終連一丁點改變也沒發生，接著應該就能迎來臣服的階段。

總之，人生陷入危機時，首先要做的是「絕不逃避」「奮戰」「盡一切所能去做任何嘗試」「在自己能力範圍內拚盡全力」。

同時，在面對疾病時，我認為還有另一個選項，這是現在的我才知道的事，那就是「愛」。寺山心一翁老師的口頭禪「去愛你的癌細胞」，現在我終於懂得這樣的態度對於疾病來說是最棒也是最強的態度。

然而，我直到臣服後才達到這樣的境界。當我身處於臣服狀態，其實很難做到「去愛你的癌細胞」，以前的我無法去愛我恐懼的對象。而且，我猜想，要達到這樣的境界或許需要再多經歷各種冒險才能做到。

③正向與負向的擺錘

正向思考，會讓人面臨一個無法超越的瓶頸。

然而，在罹患肺癌四期的狀況下，如果不能有意識地保持正向，下一秒馬上就會被負向所吞噬。

罹患疾病，更何況是罹癌，會令人非常沮喪。為了不陷入負向漩渦中，時時留心保持正向當然非常重要，在對症療法中這是必須做到的。

因為，人一旦陷入負向漩渦中，而且是宛如螞蟻洞般的地底深處時，想要再回到地面上是非常困難的。

雖說如此，「正向思考」是否能引領人突破難關？我認為答案是否定的。因為**「正向思考」充其量只是應急工具而已**。

我處於求存活模式時，經常將意識集中在正向。我絕不示弱。不論遇到任何人，我都會說「我一定會痊癒」，甚至也經常說給自己聽。我試圖用這個方式洗腦自己。我一心只想著「我會痊癒」，全然不使「說不定過不了這關」這樣的聲音有一絲一毫浮現內心的機會。

我認為，當時見過我的人，都會以為遇見了自信滿滿的我。我嘴邊總是掛著「一定會痊癒」「會抗癌成功」，內心也這樣想著。然而，腦海中總在不經意間閃現死神的聲音說：「這次可能過不了關」。

而且當正向聲音越大，負向聲音也會跟著變強。因為正向與負向是同一個能量的兩個極端。一旦我強烈意識到正向，同樣強度的負向能量也會向我襲來。於是，我變得像是在正向與負向之間搖擺不定的天秤。

這樣的情況也可以用「思考」與「情感」分裂的觀點來說明。那時的我，經常思考著「我會痊癒」「癌症會消失」，並且試圖找出方法、建立計畫，並加以實踐。然而，「情感」上的狀態又如何呢？就是時時浮現出「真的能治好嗎」「真的會有救嗎」「不，絕對不可能」「應該沒救吧」「三個月後我應該已經不在人世間」的想法。

腦袋裡，「思考」與「情感」各自位於不同方向。由於不同的腦細胞發出不同電波，使得腦袋很混亂。

這在顯意識與潛意識的領域，說法也很類似。顯意識是指自己以意識察覺的「思考」與「情感」，而潛意識則是指比顯意識還要更深層存在的意識，也稱為無意識。

以前，我經常在顯意識裡意識著「我會康復」。然而，在身體疼痛、身體不適或是刻在細胞裡的「情感」上，潛意識中，我是想著「我應該撐不過去」。因為能維持顯意識的時間相對來說很短，而潛意識活躍的時間必然遠遠超過顯意識。

大多數時候，我都是在恐懼中渡過，突然覺察才趕緊往「我絕對會康復」（顯意識）與正向思考轉換，這樣的狀況不斷循環著。如此一來，人會感到疲倦。

畢竟經常客觀地控制自我意識這件事，即使是禪修達人也不容易做到，更何況身為平凡人的我。以前的我是不可能經常維持在顯意識狀態下的。

要記得，「正向」的反面有同等程度的「負向」存在。另外，即使從思考與情感的分離、顯意識與潛意識的關係來思考，即只著眼於將意識調整到「正向」的「正向思考」反而同時會大大提升「負向」那一側，或是直接將「負向」壓抑進潛意識中，鐘擺的擺錘幅度因此變得更大，如此反而可能招致危險狀態。

至此，我想各位已經能理解，「正向」與「負向」只不過是同一股能量的兩個極端，試圖以思考來控制情感是相當困難的。為了保持顯意識的「正向」而壓抑「負向」，以持續只意識到「正向」是萬萬不可能做到的。一思及此，就會發現要做的並不是壓抑「負向思考」，而是找出能超越「正向思考」的嶄新想法。

而那個開啟嶄新想法的門窗，我認為，就是臣服。

④臣服

因為在腦部發現腫瘤，於是在醫師的建議下住院。在候診間時，我抬頭望著天花板，那個當下，我感覺到的居然不是絕望，而是一種解放感。當時，我感覺到空間跟維度似是改變了，世界變得輕盈起來。

我覺得，藉由認真面對「自己的無能為力」，才能放掉自己至今緊抓著「我一定要設法做些努力」的想法。

也正是到了這個時候，我才能放掉一直以來緊握不放的自我。有人把這稱為臣服。

我翻查字典後發現，「臣服」這詞話底下的註解是「（軍事上的）降伏、（情感等地）交付、身體的交託」，確實近似於我的理解。

以我的感覺來說，委身或是交付的對象不單只是情感，而是比自己還要更大的存在。

我認為，把自己交託給自古以來人們所稱的神、存有、高我、大我、空、道等最接近我所以為的。

頑固如我是懷抱著強烈的自我（我執）活到現在的。正是因為自我很強烈，因此大多數時候，我都是靠我己突破難關。即使聽到醫師宣布我罹患肺癌四期時，我也打定主意要用這個自我來做生存殊死戰。

埋頭努力一一完成所有我自己能做的事，回過神來才發現，這個自我根本救不了我自己。不，是被迫要接受這樣的事實。

正是因為我徹底地努力過，才被徹底擊潰了。也正是因為這樣，我再也沒有藉口或是逃避的理由，於是，我頑固且強烈的自我才願意舉起白旗臣服。

如果不像我一樣是自我強烈的人，應該早就臣服了。我想，臣服來到每個人眼前的時機是不同的。我很喜歡的一本書中有以下的內容，這段文字很清楚的表達了臣服。在此介紹給各位。

生命是一條河流
是一體的流動，是連續的
沒有起頭也沒有終點
這條河流並不向著某個未來流動
它總是在當下
（中略）
可能性有兩種
你能選擇與生命對抗
也能抱持著自己的目標與生命對抗，

然而，所有的目標都是個人的
你試圖把生命套進一個模子中
把自己的某種堅持套進生命中
你，不分青紅皂白地
強迫著生命跟隨你自己走
然而，你明明只是生命裡渺小的一點，
（中略）
然而，你有另一種存在方式
在那真正的地方，唯一的存在方式
那並不是與之對戰的存在方式
所謂的另一條道路是，與河流一同流動
自我與河流有所分別，卻與河流一同流動著
甚至連分別都感覺不出
只是與河流成為一體地流動著
不
你也是河流的一部分
不只是成為了一部分
而是融合進去

完全成為了河流
從此再也沒有分別
不與之戰鬥時，你就是生命
不與之戰鬥時，你成為了廣大的、無限的
當你不與之戰鬥時，東方將那樣的狀態稱之為臣服
信賴
我們是稱為 shraddha ※信任
相信生命
不是相信自己這個個體的心
而是相信整體
不是信賴部分，而是信賴整體
不是信賴心，而是信賴存有

《老子道德經　卷四》奧修著

人生是一條河流。而且是大河。在那條大河中，以自我之力死命抵抗著不肯流動，持續戰鬥著的正是之前的我。

※註：梵文，指信仰或是信任、忠誠。

我以為，我必須要再更奮力地做點什麼才行。

我非得要做這個、做那個，就是要靠自己的力量掌控點什麼才行。

絕對不能隨著河流流動。快抵抗！快戰鬥！快奮戰！絕不能放棄！

我的人生因為我這麼努力，才得以苦撐著奮鬥到現在，但是，肺癌四期這個生命之流太過強烈，光靠自我之力顯得很無能為力。當我被捲入激流中，這才發現自己是多麼渺小的存在，而且也才察覺到自己做了多少無謂的努力。

這都是因為：自我的抵抗都起因於恐懼自己會被生命之流帶著走；自我很執著，也是因為恐懼會失去那些已經緊握在手中的東西；自我會判斷，只要現在發生的事與過去相符就感到安心。

自從我捨棄這些自我所引起的抵抗、執著與判斷，隨順於這條名為永遠大河的生命之流開始，我的人生之流很明顯地有了改變。

不抗拒、不執著、不判斷。就只是信賴這個生命之流，然後把自己全然交託出去。

當我決定要住院那一刻起，我感覺到生命突然像是有了時間表般，事件一件件地開始發生，最終來到了分子標靶藥物，然後癌症就這麼消失了。

「南無阿彌陀佛」這句佛號中的「南無」在梵文中是「Namo」，意思是交託※。「阿彌陀佛」在日本雖然有阿彌陀佛或佛像的意象，但本來在梵文中是「Amitāyus」與「Amitābha」，前者的意思是永遠的生命，後者則是永遠的光，也就是超過自我的大存有。

「南無阿彌陀佛」則意指「將所有一切都交託給大存有」，這跟臣服意義相似，佛教真的很厲害。

我認為，與其一遍遍唸誦「南無阿彌陀佛」佛號，不如念成「NamoAmitābha」更能與臣服的意象連結。

曾經有人問我「所謂的臣服是投降吧？我現在還沒搞清楚，但是臣服與放棄的差別究竟是什麼呢？」

思考過後，我認為這兩者最大的差異就在於，你怎麼對待你的心。臣服是以信賴超越自我的存有為基礎，所以基本上會變得輕鬆又安心。這種把自己委身給比自己更大存有的感覺，除了能安下心、能放鬆，也能生出自我肯定感。說起來，比較接近「乘坐在大船上的心情」。如果自己所乘坐的大船是大存有，翻船的可能性幾乎等同於零，所以能安心乘坐。

另外，放棄則是一種「憑自己之力無法對抗」的自我否定感。「今天我之所以會這樣都是別人的錯，都是社會的錯」的他者否定，也就是否定生命之流。原本，自我的特徵是抗拒、執著與判斷，總是在各種狀況中拉扯著我們，讓我們無法隨著生命之流流動。我認為，這就是臣服與放棄的最大差別。

再者，放棄的相反是希望，放棄與希望是同一層次的光譜兩端。在同一層次的光譜兩端來來回回的狀態，剛好與正向、負向的擺錘是相同狀態。

耗盡一切能量要相信某事的狀態是正向思考，但是，全然信賴則是臣服的狀態。

不抱希望，也不放棄。因為，不論是希望、放棄都是自我的創造物。只是信賴生命之流，隨順其

※註：南無，此處作者所說意思有誤，應為「禮敬」「歸命」「皈依」之意。

中，才是臣服。

從行動面來看，「放棄」是指有可為而不為。「臣服」則是指全然接納眼前所發生的事，只採取當下自己能力所及的行動，輕鬆行動。

臣服是超出二元論的範圍。既不是右邊也不是左邊，不是上面也不是下面，沒有希望也沒有放棄，沒有正向也沒有負向，沒有好也沒有壞，即不分裂也不判斷，更不存在過去與未來，有的只是「現在・當下」的狀態。臣服只是純粹讓自己處於「在Being」的狀態中。

現在的我，雖然不可能長時間待在這個狀態中，但是即使是一瞬間能體驗到這個狀態，就已經是我這一生的財富。

我認為，這可以說是我的原點。

⑤明白靈魂的計畫

決定住院的隔天，也就是我決定要臣服的隔日，我明白了「這一切都是我的靈魂計畫」。雖然我曾在書裡讀過類似的說法，但完全無法真正接受這項說法。

而我之所以能夠打心底接納「這一切都是我的靈魂計畫」，是因為我內在的自我聲音變小了。

如同第一部中河野先生所做的譬喻般，眼界提升就是一大關鍵轉折。

無論經歷多大的痛苦體驗，如果一直待在一樓，就只會感受到痛苦。藉由找出意義來，應該就能發現，事件背後是靈魂的計畫。

試著慢慢搭乘電梯，離開感情與思考大混亂的一樓。從三樓看見的風景、從五樓看到的風景，從十樓、二十樓、五十樓，到越高樓層越能望向遠處。

現在發生在自己身上的事代表什麼呢？

為什麼會發生那樣的事呢？

這件事是要帶給我怎麼樣的體驗呢？或者該說，「靈魂想要體驗什麼」？

試著把造成自我混亂的恐懼聲音關小一點，只要專注於探究眼前所發生的事件意義上。

對於靈魂來說，體驗本身不分好壞。體驗本身才是重要的。如果用靈魂的眼光來看當下發生在自己身上的事，就能接納並感到安心，這一點非常奇妙。

我的靈魂想要體驗肺癌四期這個東西究竟為何物。同時間，我的內在又有一股不知從何而來的勇氣認為，「這是計畫的一部分，所以無論如何都能突破這個狀況」。這樣的想法純粹只是因為信賴自己的靈魂，也把身處的狀況當作是來自靈魂的訊息。

而這一切跟我之前一直試圖洗腦自己的「我一定會康復」又是全然不同的境界。用頭腦思考的「我一定會康復」，總讓我有一種站在懸崖邊的焦慮感與迫切感，但是臣服所帶來的「我一定會康復」，比較類似於「沒有不會天亮的夜晚」或是「春去夏來」的感覺。非常普通且自然而然，而且我早知道會有那樣的結果，事情就是會那樣演變。

因此，在我的癌細胞內發現ＡＬＫ基因，且吻合率高達百分之百的分子標靶藥物來到我眼前時，我的內在產生了「該來的總算來了」的想法。於是在短短二十天內，體內癌細胞幾乎消失時，我也有種「對啊！事情就是會這樣發展呀」的感覺。

這樣的狀態就是，當人能從更高的眼光來審視事物，就能看得更遠。

那麼，我的靈魂究竟想要透過這次的肺癌四期來體驗怎麼樣的事呢？是體內癌細胞轉移造成受苦這件事嗎？是自我徹底對抗癌症這件事嗎？是體驗在正向與負向中取得平衡這件事嗎？是體驗絕望這件事嗎？

我想應該是要體驗「臣服」這件事。

藉由體驗到臣服，讓我從苦難中脫離，讓我有機會體驗另一種精神狀態。靈魂要讓我體會到充滿戲劇性的臣服這件事，必得要透過我這副肉體與精神不可。

「臣服非常厲害喔！我所看見的世界會有所改變。雖然過程會有點辛苦，但會沒事的，最後都會照計畫安排那樣發展的。」

這一段過程確實辛苦。但是，越是感到艱辛，我獲得的果實越是豐美。我自己很想要略過這樣的體驗，然而，這是我的靈魂預先計畫好的，我也沒辦法。

⑥排除負面能量

當我接納了這一切是我靈魂計畫的隔天，我跟父親有一段談話，在談話過程中，我排出了自幼時起就累積的負面能量，也就是內在的悲傷。

我知道是我放任內在的「悲傷」雪球不斷增大。藉由把渴求父愛而不可得的「悲傷」說給父親，讓我把它從內心連根拔除。

後來，我把這段過程轉告幫我諮詢的沙織小姐，她這樣回應：

「你做得好。通常人們在把幼時受到的傷害說出口時，不是互相指責，就是吵架。」沒錯。雖然我知道這樣做不論是對於父母還是孩子來說都是好的，但是父母也是人，當他們感到自己被指責、被抱怨，通常多會想要反擊回去。

這樣想來，當初父親對於我的作法，既沒有找藉口試圖塘塞，也沒有試圖反駁我，而是全然接納我，這樣的他一定是真的愛著我的。即使是現在，我也認為父親的應對方式非常了不起。我現在知道，之前認定自己不被愛的想法，可以說是自己幻想出來的。

以我的情況來看，把內在的悲傷直接告訴本人可能比較有效，但回想起來，我的作法危險度頗高。一旦演變成互相指責或是吵架，體內的負面能量有可能會大幅增強並繼續累積在身體裡。所以在這點上，我真的很感謝父親。

事後細細思考才發現，其實還可以選擇其他方法。

也就是，不直接跟事件當事人說，而是找個值得信賴的人或是像沙織小姐這樣的諮詢師，跟他們說出自己的心聲，這是方法之一。我認為，藉由把自己所思所想所感的事或是創傷記憶，毫不隱瞞地說出來，也能一點一滴地排除負面情緒。

另外，當我們想說出內在的不安或恐懼，可以使用別種形式將能量排出。比方說，藝術治療能透過繪畫的表現方式來轉化身體裡的能量，達到宣洩的目的。

其他也有用揉捏黏土、把黏土丟到牆上、大吼大叫、每天把心情寫出來等等方式，總之就是意識、感覺、體會並宣洩出自己內在的負面能量，這是非常重要的。

自從我把累積在內在並成為癌細胞的負向能量宣洩出去後，身體變得輕盈，原本沉重的東西從身體離開了。

正因為有了這樣的感覺，我更確信自己能夠「痊癒」。靈魂與身體都再再如此宣告：「你會痊癒喔！雖然方法還不確定」。

⑦療癒自己、愛自己

以我的經驗來說，負向能量排出體外並不代表一切都已經解決。當負向能量宣洩完畢後，整個人會像是被炸彈襲擊後的街道般一團混亂，儘管火已經滅去，仍然處於破碎瓦礫堆積如山、硝煙四處的狀態。

在那片廢墟中，住著一個受著傷的孩子。那個孩子被之前累積在體內的負向能量弄得傷痕累累、血流滿面。我們必須著手為他療傷，照顧他的心靈。

要仔細聆聽那個孩子的聲音，好好抱抱他。

住院時，我在病床上總是聽著ＫＯＫＩＡ的〈愛的迴響〉，一邊抱抱內在小孩。

對於那段過往，我幾乎只有片段的記憶，但印象中，小學低年級的我是個問題兒童。

譬如，據說當時的我會對著幼稚園園長大喊「老太婆」，也會偷看老師的裙底風光，因此常被叫去園長室罰跪。那時的我幾乎每天都被罵、被處罰，沒有一天是乖的。

進入小學後，也是每天都被責罵罰站。有時是被罰站在教室後面；有時也會在走廊罰站，或是在教師辦公室裡的老師桌邊罰跪。甚至我也曾經被罰把桌子抬高到頭頂，站在講台上，然後面對黑板。也曾經被罰站在走廊上，卻趁老師不注意，偷溜跑到體育倉庫去打破玻璃、打破教室的花瓶，或是上課中把外面的青蛙抓進教室嚇同學等等。小時候的我應該是個令人頭痛的孩子。

小學一年級時，只有我的聯絡簿上有一個特別的欄位——今天的刀根君，每天會由老師在裡面註記圈圈或叉叉。這樣想來，父親對我之所以這麼嚴格，也是其來有自。

我想應該是當時的我，完全無法考慮到後果，一心只隨著內在的好奇心與情感行動，跟動物一樣。這樣的孩子被責罵似乎稀鬆平常，然而他們心裡卻會受傷。只是不一會兒就忘得一乾二淨。然後，又被責罵。所以，大人只好罵得更兇，如此惡性循環著。

小孩並不是不懂得反省，而是記不得教訓，所以才會又犯錯。當我們用多少力量責罵孩子，就等於用多少力量否定他，孩子會因此受傷。

小時候的我不斷被否定、被責罵、被認定很糟糕。久而久之，我把他當作並不存在。然而，被遺忘的、受了傷的那個小孩的我，其實一直在我心中，一直待在心底深處的漩渦中。

當得知自己罹癌才察覺到他的存在。原來，他一直發出求救訊號。然而，我為了守護「我是有能且堅強」的自我圖像而刻意忽略他。

臣服，才能讓我放開緊抓住的「我是有能且堅強」的自我圖像，因而逐漸清楚聽見了內在小孩的聲音。

當時，我在病床上感覺著內在小孩的心情，試著跟他說說話。跟著KOKIA的清澈歌聲，好好擁抱他。每當我擁抱著內在小孩，他就獲得療癒，同時我感覺到有股溫暖能量充滿我的心，內在的廢墟也開始逐漸修復。

試著跟住在自己心底的受傷孩子說「我最喜歡你喔」「I love you」，一直說到那個孩子說「已經足夠」為止。

當內在小孩受到療癒，真正意義上的重生才會發生。

⑧吸引奇蹟來到

之所以能發現我的癌細胞內有ALK基因，而且適合分子標靶藥物，我認為純粹是因為運氣好。出院後才知道，一開始接受檢查的大學附屬醫院並沒有為我做ALK基因檢測。他們藉口「那很花時間」「要把檢體送往海外」而根本沒有做任何檢測，因此即使我等待了兩個半月，也完全沒有結果。至於為何在沒有做檢測的情況下，就建議我接受藥物臨床試驗，至今仍不知原因何在。如果就那樣接受藥物臨床試驗，我想自己不會活到現在，不會是現在癌細胞全數消失的我。

這之中，只有一件事能確定，那就是在二〇一六年九月時，ALK並沒有來到我眼前，這是事實。二〇一六年，ALK沒有來到我的人生中。但二〇一七年，ALK來到我的人生中。二〇一六年的我沒有把ALK帶來，二〇一七年，我卻吸引了ALK來到。這中間，究竟有什麼不同呢？

難道只是因為運氣好，或是運氣不好嗎？

說到底，運氣到底是什麼？

我認為，一切都是所謂的「吸引力」在運作著。我身邊有人運氣好，也有人運氣差。換句話說，就是能吸引好事的人，跟吸引衰事的人。

奇妙的是，只有那些平常就抱怨著「運氣不好」「果然是不行」的人，經常會發生不幸。反過來說，若是詢問那些生命中總是充滿好運的人為何如此時，多數會得到的回答是「那是當然的」「因為我被守護著」。

接著，讓我們試著用最新物理學跟量子力學來思考看看這種「奇妙的運氣」，就會知道，以往我們以為無可奈何的那些事，事實上或許跟我們自己有關。

在第一部中，我也曾稍微觸及「吸引力法則」，而那就是以量子力學式的思考為基礎來談論「生存方式」。

我們的身體與這個世界全都是由基本粒子所組成。所謂的基本粒子就是比原子還要小的物質最小單位。以這個基本粒子為主的物理學就是量子力學。

量子力學是奇妙的世界。如果以我所知的知識來說明，大概是這樣：

1.這個世界沒有物質存在。整個空間真的是空的，充滿這個空間的是極小的基本粒子。
2.空的這個空間充滿著能量。
3.基本粒子的出現或消失都是隨機的，無法預測。
4.基本粒子的世界裡所有一切都有聯繫，無法區別觀察者與被觀察者。
5.在基本粒子的世界中，不存在空間與距離。
6.時間不是線性的，不是從過去往未來發展，而是現在過去未來就是全部。
7.未來並不被過去所牽扯。

8. 未來有無限的平行時空存在。

光是講這些，就讓人聯想到科幻世界，然而，現今世界上有許多物理學家們正認真研究著，並透過實驗獲得證實。那是一個與我們目前認知完全不同的世界，非常難以想像。

量子力學提供人們一個超越自我框架的世界觀。將整體（世界）與個人的關係以大海與波浪的關係來比喻應該比較容易理解。

這個世界是大海，我們每個人只不過是一個波浪。每一個波浪都各不相同，有自己的特質。在這個世界上，不存在相同的個體，在未來也不可能出現。然而，所有生命都是互相聯繫著的。也就是說，大海是這個世界的整體，波浪就是我們每一個個體的存在。在量子這整個大海中，每個出現的波浪就是我們。

把這樣的想法套用在現實中，就是，人與人、人與物質、人與空間、人與發生的事件，全都有關係，都是無法分離開來的，所有一切都相連著。我們常聽說的「合一」，用量子力學上是說得通的。由於人類擁有強烈的自我，因此大多數人誤以為我們與大海是分離、是不同的。我們與整體的相連，要在我們超越自我的狀態才能感覺到。

我覺得，只要我們察覺到，自己只是量子這個大海的一個小波浪，就能變得安心、有餘裕，這是非常奇妙的。

接著，我試著帶領各位用量子力學的觀點來看待我們的身體。我們的身體是能量空間與基本粒子的集合體。我認為，把我們想像成是雲朵中的微小冰粒會比較容易理解。雲朵是能量空間，基本粒子是冰粒。因此，如果有個量子眼鏡應該就能看見，我們的身體並不是物質，而是看起來像一股能量的漩渦。

我們的思想與情感也是能量。思想與情感是團狀能量漩渦中閃現的雷電。思想或情感可以用腦波計，以電訊單位來測得。

身體是能量，思想與情感也是能量。如果所有一切都是能量且互相影響，思想與情感的能量就會影響組成身體的能量與基本粒子，也會左右細胞內的DNA開關，這在理論上或許也說得通。

實際上，現在在世界各大學及研究所的種種實驗中，已經證實了因為情感或思想而左右了細胞內DNA開關的狀態（日本筑波大學的村上和雄教授的實驗等）。

說十萬次「謝謝你」，或是如寺山老師所說的「送愛給癌細胞」而讓癌細胞消失的體驗，恐怕都跟前面我說的有關。

那麼，在我身上所發生的情況又是如何呢？

之前，我確實懷抱著「癌細胞會消失」「我會痊癒」等意念，然而，我的癌細胞卻沒有消失，這又是為何呢？

我想答案恐怕是因為我的思想與情感是分裂的。

我在思想層面上想著「癌細胞消失」「我會痊癒」，然而，在情感上我卻感覺到「應該會失敗」「我應該會死掉」，所以當時並沒有把確切的訊息傳送給組成我身體的基本粒子。也或許我在情感上想著「我會失敗」的這部分強過思想上，所以癌症才會越來越惡化。

因此，我在決定臣服前，是不可能心想事成的。

然而，在我臣服後，就從心底湧出「我一定會痊癒」的奇妙確信感。我認為，這沒來由的確信導因於我的思想與情感頻率、方向性全然一致。而我這分確認帶來的「治癒」能量，或說是頻率放射到量子的世界、量子的海中，量子的海跟隨著那分能量而來的實像，就這麼因著時間差來到我眼前。我認為，來到眼前的是發現ALK基因、安立適膠囊、二十天癌細胞就幾乎消失的事實。

我也發現，如果想要把期望的未來吸引到眼前來，情感與思想的頻率與方向能否一致是關鍵。只有思想或是只有情感是沒用的，非得要兩者一致才能心想事成。

在量子力學中，未來是存在於平行世界的。

突然這樣說，各位一定覺得難以置信。量子力學的說法很難令人相信的原因在於其主張「過去未來並不實際存在，因為『當下』才是一切。過去只留存於頭腦之中，而未來也只幻想於腦袋之中，真實的時間只有『當下・這裡』。『當下』這個現在將永遠持續著。」

「現在・過去・未來只會在同一個時空中各自存在。」

上面這段話究竟是什麼意思呢？

從量子力學的觀點來看，我們眼前存有未來無限的。無論哪個未來都可能實現，不，是已經實現。因為所有一切的未來都在「當下・這裡」。

我想，如果想成是自己正在玩「選擇主角就能改變故事發展」的角色扮演遊戲，或許更容易理解。

當你因為某個選擇而被逼得走投無路，或許換個選擇A就能改變故事發展，結局當然也會不同。因此，如果當初的選擇是B，故事結局或許又會不同。

玩電玩遊戲時，我們能體驗選擇的故事與結局可能只有一種，但是實際上遊戲程式裡，原本就設定了無數選項與故事開展的方式、結局。雖然那些無數的故事開展與結局可能無法一一實現，但它們是確實存在於程式裡的。

我認為人生也是一樣。「當下・這裡」這個空間中，存在著所有選項、故事發展與結局，我們可以跟任何一個未來相接。

以我的狀況來說，在無限的未來之中，可能有癌細胞轉移全身到沒救的結局，也有可能因為癌症而衰弱致死的結局，當然也可能會有癌細胞消失的未來存在。

而我在那無限可能未來中所連結到的結局是，因醫師發現了ALK基因而得以使用分子標靶藥物，然後發生了許多事之後，癌細胞消失了。

也就是說，要連接上哪種未來、要連接上哪個故事與結局，取決於你想要吸引到什麼。

但是，究竟如何連接上想要的未來呢？

該怎麼做才能連接上期望的未來呢？

我試著整理如下。

⑨與期望未來相連結的方法

我在罹癌後，拚了命地要掌握自己的未來與人生。我用頭腦思考著有效的作戰計畫，不斷做著PDCA（計畫→行動→確認→修正）的循環。

動腦！想辦法！確立計畫！盤算結果！

這是我這人生中以重視思考為主的生存模式。

然而這次，我的做法完全行不通，徹底被擊潰。如果用我之前的做法，最終將無法達到我想要的未來。

那麼，該怎麼做（Doing）才好呢?答案是，沒有可以做（Doing）的事。

這個回答如同禪問答般令人毫無頭緒，然而卻是事實。

不是怎麼做（Doing），而是存在（Being）。或說「成為」可能比較容易懂。

那麼，要「成為」什麼呢?

就是讓期望未來那樣活著的自己存在於「當下‧這裡」。

我現在試著回想，住院當時，我其實「已經是痊癒的我」。雖然那時癌細胞還在我的體內，但是，我心裡卻認為自己「已經是痊癒的我」。

我心中確信自己是康復、痊癒，雖然現狀仍未達到理想狀態，但終究會成為期望的狀態。住院時，我所填寫的問卷調查也呈現了那樣的結果。

那樣的我的存在（Being）發出的能量投射於量子之海中，而後因為時間差帶來了「我會100%適合ALK基因」的狀態。

只要「存在（Being）」安定，理所當然地，存在所使用的思想與情感也會穩定。也就是說，投射到量子之海的信號也能固定並且安定。因此，與信號吻合的實像就能盡早實現，來到眼前，提早一步活出「未來的自己」。

找出期望的未來自己，然後讓自己吻合那樣的頻率，以「當下・這裡」的狀態活出未來的自己。先設定好期望的未來自己會「如何思考、如何感覺、如何選擇」的所有基本設定，然後時時感覺自己，並且以那樣的設定生活。這樣一來，自然而然就能與未來的自己相連結，期望的實相就會來到眼前。

在我身上所發生的，正是這樣的事情。

但是，有些事必須特別注意。

首先，跟期望的未來相連結時，總會發生在意想不到的時刻。因為，越是出乎意料、越是意想不到而發生的事件多是與期望的未來相關。

我從未期望過自己能吻合ALK基因檢查。過去的我，一心只想著「我會痊癒」。完全沒有設想如何達成，只把一切都交給「偉大存有」。

因為一旦開始用頭腦思考著關於實現期望未來的方法或是計畫的種種，反而會被限制在與以往無異的「思想」世界，也就是被囚禁於「思想」的框架裡。而這為什麼會是禁忌呢？原因就在於，「思想」是指只能奠基於過去的資訊與經驗的訊息，因此無法「設定」超出經驗的想法。

如果運用「思想」，實現的只會是延續過去而來的延長線上的未來，如此一來就是千篇一律的。凡是奇蹟般的事件或是會引人驚呼的事件，一概不會發生。我認為，那是因為所謂的奇蹟，正是意料之外而來的。

總結來說，就是只要想著結果，不要動腦思考方法。請拋去胡思亂想的習慣。

再來，請經常保持能量頻率在高頻狀態。簡單用一句話來說就是，請保持情緒舒暢。

我住院時，總是聆聽鳥叫聲或是海浪的聲音，其他的什麼都不想，就只是讓自己保持心情愉快。每天都保持放鬆、緩慢與安穩的狀態。住院期間，護理師曾經這樣跟我說：

「刀根先生明明處於這樣的狀態（癌症轉移全身），居然可以心平氣和，每天總是笑咪咪的，我們護理站的每個人都覺得你是個很不可思議的人呢！」

如果那時，我為自己的癌症轉移全身而恐懼不已、為身體不適感到痛苦、對未來感到悲觀，我向量子之海所發出頻率的能量就有限。我相信，那樣會吸引來最糟的結果。如同那些所謂吸引力法則的書裡所說的，保持心情平和才是最重要的。

我們之所以會想要反抗、會執著、會評斷，那是基於自我的功能。而且，當我們想要吸引期望未來的世界來到眼前時，自我會出手阻礙。因為那一切都是自我所不能理解的、會感到不安的，因而會找各種理由或藉口來否定即將在眼前開展的未來世界，或是因為自我的某個執著而阻礙了能量的流動，阻礙了實現期望的未來。

如果一旦能與理想的未來相連結，絕對不能再回頭聽從自我的聲音。自我只會把那樣的未來當成是恐懼與不安的圖像。

我認為，臣服的生存方式是，不評斷在眼前所發生的事件、無抵抗地接納它們，並且放掉原本掌握在手中的全部執著。

我把以上所說歸納成以下五點。

1. 將現在的自己切換成已經在期望未來中生活的自己。

2. 認真感覺到那樣的自己。
3. 把那樣的自己放在「當下・這裡」（讓思想與情感同一個頻率）。
4. 將全部精神集中在心情愉快的事情上，不多做思考。
5. 不抗拒眼前所發生的事件，全都接納。

⑩新的生存方式

我在出院後，也一道決定了接下來的生活方式。

不試圖想要做什麼，自然能達成。這就是無為自然的道。

摘自《老子・列子》（奧平卓・大村益夫譯。德間書店出版）

這是距今約兩千五百年前，老子所著《道德經》裡的一節內容大意。

老子認為，不需要做出有所作為的行動（Doing）。有句名言是「為無為」，意思是「不做為」，反而要敢於「做（Doing）」「不做為」。

也就是，要超越那個「『想要做些什麼』的不安與恐懼，要相信整體（道），耐住性子，什麼都不做。

如同老子所說，我們要能與整體（道）的能量一致，順著整體的流動來超越自我，自然就能成就、自然就能獲得想要的，一切都會往該走的方向去。

要有所意識的是「Being」。要專注於將思想與情感切換至期望中未來的自己上，然後在當下活出那樣的自己。

當你能活出那個期望中未來的自己，要順著直覺與想望，不做判斷地採取行動，用盡全力來應對眼前開展的狀況。此時，絕對不要後悔過去的所作所為，也不要為未來感到惶惶不安，要努力活在當下。我認為，這就是所謂無為自然的生存方式。

以自我為主的生存方式是，先有行動Do，然後有結果Have，而後感到幸福的生存方式。這樣的方式總是必須要先有行動（Do），有了結果後（Have）才感到幸福（Be）。

這樣的生存方式是把幸福寄託在結果之上。如果不能有那樣的結果，就無法獲得幸福。這樣的狀態，宛如白老鼠跑滾輪般，人必須在無意識間經常保持行動。我認為，這樣就算是不幸。

相對於此，以存在為前提的生存方式則是Be→Do→Have的模式。不同於前者，這種生存方式一開始就是幸福的（Be）。幸福的我去做了什麼（Do）而獲得了什麼（Have）。由於立足點就是幸福，所以幸福並不寄託在結果上。因此，即使結果不如我所預想的，也不影響我的幸福，也就是能常保心情愉快。

我認為，究極的生存方式正是Be→Have，就是將幸福的頻率投射至量子之海中。如此一來，量子之海會有所回應而帶來最適當的狀況或結果。我認為，老子所謂的無為自然正是這個究極的Be→Have狀態，也就是「做」「什麼都不做」的為無為生存方式。

我認為，最強的吸引力法則達人就是老子。因此，我想要以這個「無為自然」為目標。

梵文中有個詞彙叫「LEELA」，意思是「眾神的遊戲」。這個宇宙是眾神為了遊戲而創造的「遊樂場」，在這裡，眾神敢於忘記自己是神這件事，並全心投入這個世界。於是，眾神在來到這個世界時就會「喪失記憶」。原因在於，一旦記得自己是神，就會像是遊戲開始前便已經知道答案，這麼一來，遊戲就會變得無趣。

玩角色扮演遊戲時不要參考攻略，從頭到尾自己設法完成才是最有意思的。

我認為，我們正是那些全然忘了自己是神而來到這個世界遊戲的眾神們。

對於物理學家們之於宇宙為何的提問，我曾在某個電視節目中看到這樣的結論：「宇宙是一個知性的存在，它將自己加以分割後，把一部分的自己用來體驗自己」。而後，宇宙也製造出太陽與地球。因為地球與世界都是由宇宙的材料所製造。

譬如石頭。宇宙因為想要體驗「石頭」而創造出石頭，進而體驗石頭的一世。蟲或鳥也在同樣的邏輯下被創造出來。宇宙想要體驗「蟲」「鳥」而創造出牠們。在這些宇宙的創作物中，人類是擁有最高性能且高度自由度的。

每個人都不同。這世界上不存在完全相同的另一個人。亦即，人只要存在，宇宙就能透過人而得到許多高度自由的體驗。如果把宇宙換成神來說，這個世界應該就是眾神的遊樂場。

臣服本身有兩個方向可以思考。一個是不與世界對抗的方向。就是全然接納眼前的狀況或環境，把自己交託給外部的生命之流。而另一個方向則是，把自己交託給自己內在湧現的內部生命之流與直覺、能量。

這樣說來，或許能說只是把自己交託給狀況與環境，人生將會變成沒有主體性。其實並沒有這麼簡單，當人把自己交託給外在的生命之流，也同時會把自己交託給內在的生命之流。而外部與內部生命之流的兩種能量流會匯流成大的能量流，因此才能成就人生這個毫無腳本可參考的變動劇碼。

當我們能透過自己熱衷的事物、令我們感到悸動的事物、全心投入到忘了時間的事物，把自己這個存在（Being）投放於這個世界中，宇宙會把符合這樣狀態的外在事件帶到我們眼前來。我猜，正是我們的靈魂計劃安排了這一切。

此時，有一件事千萬不能忘記，就是自我會想要吸引進靈魂的能量來壯大自己。越是有才能的人，總是有很強大的自我，原因可能就在這裡。然而，當自我一旦強大，會容易導致原本要拓展的、要提升的事物反而限縮起來，或是原本要往好的方向發展的事物卻中道而止。這全都起因於自我不順從生命之流的流動，才招來有限的結果。

經由自己帶來這個世界的是祝福，然而，祝福雖是透過自己帶來，卻不屬於自己。對靈魂來說，世界上沒有所謂的成果。只有活出祝福，靈魂才會感到歡喜。

當我們意識到臣服，將自己交託給世界與靈魂，人生就能開展全然不同的樣貌。最起碼，我這樣體驗過，希望接下來也能繼續開展不同樣貌的人生。

我在寺山老師的工作坊中所抽出的卡牌圖樣是一個拿著鶴嘴鍬鑿開岩山，露出發光礦石的人。那張牌卡傳達出的是，「為了與真正的自我相遇，就必須破壞目前為止的自己」。岩山是指目前為止的我。硬梆梆頑固的自我岩石。

然後，破壞那樣的我的鶴嘴鍬就是癌症。為了破壞堅硬岩石就需要有破壞力超群的肺癌四期，並讓癌症轉移全身的鶴嘴鍬。
而真正的我就是藏身在岩山中閃閃發光的礦石。
所幸有癌症將至今的我完美地破壞殆盡，才誕生出現在這個全新的我。
即使成功抗癌，從癌症存活下來後，無論在工作或是其他方面都發生了許多事。每一次我的靈魂都像是在跟我說，要我放掉自我、要我信賴人生、要我隨順生命之流、要我把自己交託出去。我感覺到宇宙在引導著我，要我把人生交託給生命這條大河流，與其一同流動，並且要我相信我的直覺。
我並不知道未來自己會有如何的遭遇。
未來的人生一定有未知在等著我。
但是，我不把注意力放在那裡。因為無論如何設想都是徒勞。所以我不思考未來。
因此，我現在的生存方式是只專注於眼前發生的事物、以直覺應對它們、每天舒適生活就好。
我把人生一切都交託出去。
好不容易能有機會再活一次，所以要開心、雀躍地活出能讓靈魂開心的樣貌。我將不再為了別人而活、不再試圖以成為某個角色或是回到過去的我而努力，我要把握屬於我自己的時間，活出屬於自己的人生。
如果不這樣，我將對不起我的生命，一旦無法在這個遊樂場盡情遊玩，那就太可惜了。
人總有一死。死神必將再度出現我的眼前。甚至有可能，某天我的癌症又復發，這些事沒有人能預先知道。

但是萬一真的發生了，當那一天真的來到，我一定會把握機會跟死神這樣說：

「這一生真是有意思。我真的非常享受，而且心滿意足了呦。」

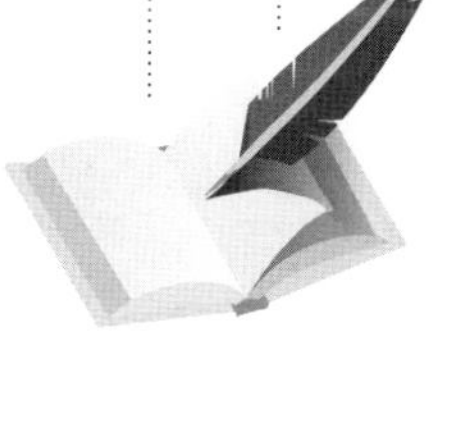

Note

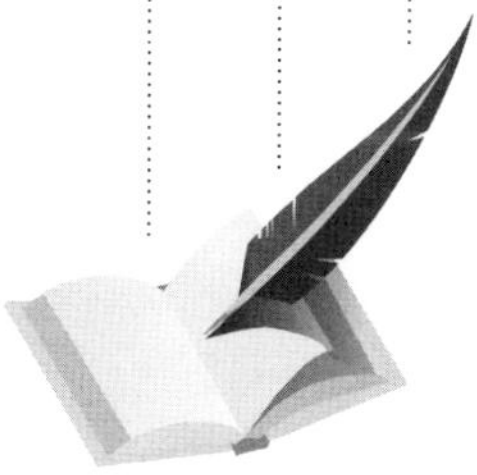

國家圖書館出版品預行編目(CIP)資料

二十天後消失的癌細胞：全身癌末到生還,臣服法則與 323 日奇蹟故事 / 刀根健作；簡毓棻譯. -- 初版. -- 新北市：世茂出版有限公司, 2021.09
面； 公分. --（生活健康；B493）
ISBN 978-986-5408-59-6（平裝）

1.癌症 2.病人 3.通俗作品

417.8 110010617

生活健康 B493

二十天後消失的癌細胞：
全身癌末到生還，臣服法則與 323 日奇蹟故事

作　　者／刀根健
譯　　者／簡毓棻
主　　編／楊鈺儀
責任編輯／陳怡君
封面設計／林芷伊
出 版 者／世茂出版有限公司
地　　址／（231）新北市新店區民生路 19 號 5 樓
電　　話／（02）2218-3277
傳　　真／（02）2218-3239（訂書專線）
劃撥帳號／ 19911841
戶　　名／世茂出版有限公司　單次郵購總金額未滿 500 元（含），請加 80 元掛號費
酷 書 網／ www.coolbooks.com.tw
排版製版／辰皓國際出版製作有限公司
印　　刷／傳興彩色印刷有限公司
初版一刷／ 2021 年 9 月
　　二刷／ 2023 年 7 月

I S B N ／ 978-986-5408-59-6
定　　價／ 360 元